胰腺癌患者不再孤单

王理伟　　郝纯毅　　王斌辉　◎　主编

科学技术文献出版社

SCIENTIFIC AND TECHNICAL DOCUMENTATION PRESS

·北京·

图书在版编目（CIP）数据

胰腺癌患者不再孤单 / 王理伟，郝纯毅，王斌辉主编. —北京：科学技术文献出版社，2021.9

ISBN 978-7-5189-8194-6

Ⅰ . ①胰… Ⅱ . ①王… ②郝… ③王… Ⅲ . ①胰腺癌—诊疗 Ⅳ . ① R735.9

中国版本图书馆 CIP 数据核字（2021）第 167439 号

胰腺癌患者不再孤单

策划编辑：袁婴婴 责任编辑：帅莎莎 袁婴婴 责任校对：张吲哚 责任出版：张志平

出 版 者	科学技术文献出版社	
地 址	北京市复兴路15号 邮编 100038	
编 务 部	（010）58882938，58882087（传真）	
发 行 部	（010）58882868，58882870（传真）	
邮 购 部	（010）58882873	
官 方 网 址	www.stdp.com.cn	
发 行 者	科学技术文献出版社发行 全国各地新华书店经销	
印 刷 者	北京地大彩印有限公司	
版 次	2021 年 9 月第 1 版 2021 年 9 月第 1 次印刷	
开 本	710×1000 1/16	
字 数	114千	
印 张	10.75	
书 号	ISBN 978-7-5189-8194-6	
定 价	68.00元	

编 委 会

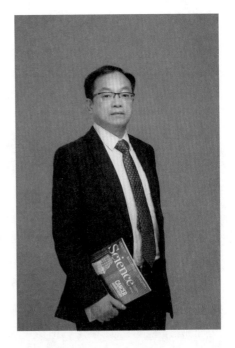

胰腺癌的重要特点是三低，即早期发现率低、药物有效率低、五年生存率低。基于胰腺癌的这些特点，患者的预后极差。不过经过医疗工作者不懈的努力，胰腺癌患者的五年生存率有所提高，现在已能达到 5% ～ 7%，个别医疗中心甚至可达到 10%。

在临床治疗胰腺癌时，由于患者的体能状态、成长环境、遗传信息及药物在体内代谢等的不同，治疗的效果会存在差异，治疗产生的不良反应也会不一样，这就要求我们在治疗的时候需要结合患者的临床信息、遗传信息、肿瘤组织学信息，采用精准医疗的模式为患者制定个性化的最佳治疗方案，以使更多的患者获得治疗效果最大化，并使治疗不良反应最小化。

近年来，学术界关于胰腺癌的研究取得了不错的进展，相应成果应用于临床也摸索出了几个治疗突破点。具体体现有：①现有药物的新组合与新使用：通过改良现有的化疗方案以有效延长患者的生存时间。②抗胰腺癌间质与微环境研究：通过给予患者影响抗胰腺癌间质的药物改变癌细胞周围微环境，使得更多的局部晚期胰腺癌患者的肿瘤变小或肿瘤学指标减低，从而获得手术切除的机会。③加强胰腺癌免疫治疗研究：70% ～ 80% 的胰腺癌都与慢性炎症有关，而炎症与免疫关系密切。在胰腺癌早期治疗中，采用化疗加免疫治疗的策略可改变治疗失败再行免疫治疗效果不佳的

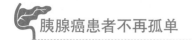

情况，使患者获益。④基于分子分型的精准治疗：治疗前先根据胰腺癌患者不同的分子生物学分型和分子分期来选择治疗，即开展个性化的精准治疗才是未来胰腺癌真正的治疗方法。

除了治疗策略的突破外，我国在胰腺癌治疗药物研发、治疗手段等方面也取得了显著的进步，如科研人员从海洋生物中提取了一种多糖类物质，其可以通过改善肿瘤的微环境、控制系统炎症来抑制肿瘤，从而延长患者的生存期，尤其是对于晚期胰腺癌患者。又如纳米刀是肿瘤微创手术与分子生物学技术的完美结合，此刀用于肿瘤的治疗不会破坏血管、神经等重要的组织结构，对于局部晚期胰腺癌的治疗有独特的优势。

总之，如今临床上对胰腺癌的治疗效果在不断提高，给患者带来了希望。但是需要注意的是，无论有多少新药、新的治疗技术，在胰腺癌的治疗上还是要采用多学科规范化精准诊治，以延长患者的生存时间，提高生活质量，减少不良反应，使治疗不走弯路、降低医疗费用为最终目的。

而且根据目前胰腺癌诊疗的现状，早期诊断和预防应是最该努力的方向。有研究发现，从第一个癌细胞发展到胰腺癌会持续 15 年的时间。在这么长的时间内，早期诊断出胰腺癌，早期治疗才是关键。

世界卫生组织指出癌症是慢性疾病，可以通过改变不良的生活方式等来预防。可以说胰腺癌的预防与管理意识比治疗更重要。但是由于人们对于胰腺癌的认知不足，造成对胰腺癌的预防意识淡薄，发病率逐年增长，发现时多半已经是晚期。因此做好面向大众的胰腺癌科普工作对于胰腺癌的预防、诊治都具有重要的意义。

抗击胰腺癌不应该只是科研、医疗工作者的责任，还需要国家、社会各个层面的支持与帮助，是一件需要大家共同协力奋斗的公众事件。相信随着肿瘤医学的不断进步，治疗环境的不断发展，胰腺癌终会迎来被攻克的那一天。

上海交通大学医学院附属仁济医院肿瘤科主任：王理伟

主编专访

现在的饮食结构中，奶、蛋、肉等增多，而粗粮、蔬菜慢慢减少，人们的饮食结构逐渐西方化，一些疾病的发生率也渐渐向西方靠拢，如胰腺癌等癌症的发病率在呈上升趋势。

癌症致病原因是多方面的，不可能是单一因素。因为癌症一般从启动开始，要经过数十年才能发展成临床的癌症。而在治疗之前，预防癌症才是最重要的。但是在预防方面，由于相关知识的缺乏，多数人的预防意识并不足。这就造成原本是中老年疾病的癌症，现在呈现出年

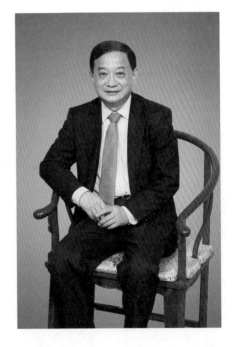

轻化的趋势。20多年前，胰腺癌患者一般是50岁或60岁以上的人群，很少见二三十岁的人患胰腺癌。而现在的病房中，出现不少三十几岁的胰腺癌患者。这是科普不到位造成的不容忽视的现实之一。另一现实表现在胰腺癌的治疗方面。胰腺癌的治疗具有很强的专业性，一定要"专业病专科治"。但是胰腺癌的早期症状不明显，而且易与糖尿病、肝病等混淆，造成不少患者走错科室，导致其错过了最佳的治疗时机。而且现在不少信息都在一味夸大胰腺癌的死亡率，这并不是一种良性导向。其实随着现代医学的进展，治疗胰腺癌的效果与过去相比已有明显提高。因此，现在最

3

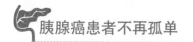

关键的是要积极做好胰腺癌相关科普工作,加深人们对胰腺癌的认知,提高警惕。

这本胰腺癌的科普书籍将胰腺癌基础知识、胰腺癌的诊断与治疗、胰腺癌患者的康复、提高生活质量等知识进行了全面系统地整理,并用通俗的语言表述,便于大众阅读。而且从企业和患者的角度介绍了社会对抗胰腺癌的支持与帮助,对鼓励患者树立积极治疗的信念、建立及增强治疗信心都有积极的作用。

这是对胰腺癌患者及家属很有帮助的一本书,相信大家在阅读后,对胰腺癌会有全新的认识,对胰腺癌的预防与诊治有全面的了解。在此,我要感谢各位编委同志为此书的出版尽心尽力,也希望有越来越多的专业或非专业人士能够关注胰腺癌,关心胰腺癌患者,为胰腺癌的医疗及科普事业尽上一份力。

北京大学肿瘤医院国际合作部主任,大外科常务副主任:郝纯毅

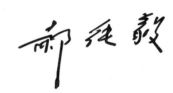

自序三
Preface 3

主编专访

我们都知道胰腺癌是会给患者带来极大痛苦的恶性肿瘤，而其发病率却在逐年增长。随着医疗技术的进步，胰腺癌的诊疗水平在不断提高，患者的生存时间和生活质量均有极大的改善，但是在胰腺癌的诊疗上要取得突破还有很长的一段路要走。

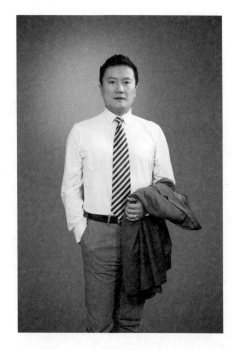

这一路上，我们企业秉承着"与患者在一起"的理念，会携手患者共同抗击胰腺癌。"与患者在一起"需要企业与患者建立更加亲密的关系，与患者配合协作，使患者准确了解和认知整个治疗过程，从而参与疾病的管理与治疗。

所以我们会直接对话患者，询问他们需要什么，期待的是什么，如专门为肿瘤患者设立患者热线，与患者组织进行沟通和开展座谈会等。我们邀请患者参与药品研发过程，以提高药品的可及性。同时我们加大了对患者教育的投入，通过不同的形式开展活动以增强患者对疾病的认知，做好预防与管理，如出版疾病相关科普书籍、邀请专家对患者进行疾病相关知识讲座等。

为响应国家"健康中国 2030"的号召，实现并提高我国居民的健康

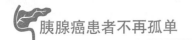
水平，我们邀请胰腺癌诊疗领域的多位专家，共同出版胰腺癌科普书籍。本书从临床医生的角度解读了胰腺癌的基础知识，详细介绍了胰腺癌的诊断和治疗知识，以及作为患者应如何来应对治疗、康复等方方面面，包括手术治疗及术后注意事项、药物治疗、多学科诊疗模式、综合治疗及随访、营养治疗及居家照顾等。同时还从患者的角度分析了如何保持良好的心态与癌症抗争等。全书内容充实，专业严谨，给胰腺癌患者及家属送去了帮助和温暖，也为大众提高防癌意识增添了浓重的一笔。

最重要的是希望通过此书使患者明白抗癌路上不是孤单一人，我们企业、医疗和研究人员、患者团体及家属等都在尽自己的努力坚定地与患者一起走下去。因此患者不要畏惧，也 不要轻言放弃，请相信众人齐心协力，定可战胜胰腺癌。

医学博士，法国施维雅中国区首席患者官暨首席医学官：王斌辉

目 录
Contents

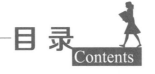

第三章　胰腺癌患者全旅程关爱

第四章　产学研合作共克胰腺癌

第五章　自我关爱与爱心传递

第一章

带你正确认识胰腺癌

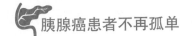

一、真实胰腺

在我们腹部的深处，隐藏着一个非常小而又默默无闻的器官，就是胰腺。成人胰腺重 75 ～ 125 g，长 10 ～ 20 cm，宽 3 ～ 4 cm，厚 1.5 ～ 2.5 cm。胰腺虽小，但作用非凡，它帮助人体消化食物并维持体内血糖平衡，是非常重要的人体器官[1]。那么胰腺在哪里，是什么样子，究竟有什么用呢？

1. 胰腺在哪里？

我们身体前面，两侧肋骨下方、肚脐眼周围柔软区域，就是腹部。肚脐以上称上腹部，而胰腺就位于左中上腹，在肝脏的左侧，第 1 ～第 2 腰椎高度，胃的后面，呈左高右低的倾斜位（图 1-1）。胰腺分胰头、胰颈、胰体、胰尾部[2]（图 1-2）。

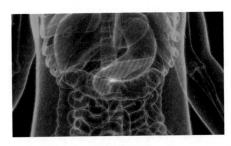

图 1-1 胰腺的位置

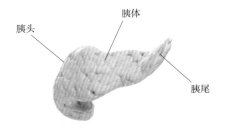

图 1-2 胰腺的结构

2. 胰腺的解剖结构和质地

胰腺多呈横置的三棱柱状，尤其中间胰体部更为典型。它的头部比较大，位于腹中线右侧，居于十二指肠弯内。胰体、胰尾部在腹中线左侧，毗邻胃大弯、脾门和左肾门。从胰头自右向左短而薄且窄的一段就是胰颈。再往左呈典型的三棱柱状就叫胰体。最左边不仅变细且稍翘起的部分就是胰尾。胰腺质地柔软，呈灰红色。

长长的胰腺里有一条横贯全长的管子，叫主胰管。它收集胰腺产生的胰液，自左向右从胰尾一路输送到胰头，并在胰头部有个开口，通过开口将胰液分泌到肝胰壶腹里，肝胰壶腹是主胰管和胆总管汇合形成的，经十二指肠大乳头开口于十二指肠降部[2]。

3.胰腺的分泌功能

（1）胰腺外分泌功能：胰腺在消化中起着很重要的作用，我们每天吃进去的食物，如主食、蛋、肉类和糖类，经过胰腺分泌的胰液消化成葡萄糖、氨基酸和脂肪酸，通过胆盐运输，最后被小肠吸收，进入血液，输送到各器官转化成能量被人体利用。这样我们心脏才会跳动，大脑才会思维，肺脏才能呼吸，肢体才有力量。胰液由胰腺的腺泡细胞和导管细胞分泌，胰腺的腺泡分泌重要的消化酶，包括胰蛋白酶、胰脂肪酶、胰淀粉酶等，分别起到分解蛋白质、脂肪、淀粉等作用，导管细胞分泌一些水和电解质等。

（2）胰腺内分泌功能：胰腺中除了腺泡细胞和导管细胞分泌胰液外，还有一部分细胞组成细胞群，散在分布，这些大小不等、圆形或椭圆形的细胞群称为胰岛（图1-3），胰岛中主要包含 A、B、D、D1、PP 五种内分泌细胞。胰岛中的细胞分泌各种激素，其中胰岛 B 细胞分泌胰岛素，胰岛素是体内唯一可以降低血糖的激素。胰岛 A 细胞分泌胰高血糖素，作用正好相反，起升高血糖的作用。当你血糖过低时，胰腺分泌胰高血糖素，促进肝糖原分解和脂肪等非糖物质的转化，用来增加血液中葡萄糖的含量。当你血糖过高时，胰腺分泌胰岛素，促进血糖的氧化分解，合成肝糖原和肌糖原，转化成脂肪和某些

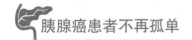

氨基酸，抑制肝糖原分解和脂肪等非糖物质的转化，即促进血糖去路，抑制血糖来源，用来降低血液中葡萄糖的含量。胰岛 D 细胞分泌生长抑素，生长抑素可以抑制胰岛素、促甲状腺素、催乳素、胃泌素、促胰液素、胰高血糖素等胃肠道激素的释放分泌。胰岛 PP 细胞又称 F 细胞，分泌胰多肽，主要功能是抑制胆囊收缩，减少胆汁、胃液和胰液的分泌。除了以上 4 种激素外，胰岛还可以分泌血管活性肠肽、胰岛淀粉样多肽（淀粉素）、胰抑制素和胃泌素在内的激素。胰腺分泌各种激素属于胰腺的内分泌功能。

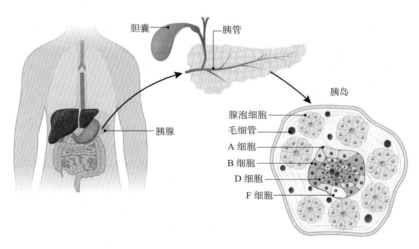

图 1-3 胰岛结构

就是这个隐藏很深的小小胰腺，虽然我们摸不到，但它却一直默默无闻地发挥力量。它的作用很大，一旦出现问题，就会造成很大的麻烦。

二、直面胰腺癌

1. 什么是胰腺癌？

胰腺癌是目前恶性程度最高的肿瘤之一，其平均生存时间小于6个月，5年生存率约为9%。我们常说的胰腺癌，是指胰腺外分泌腺的恶性肿瘤，大多是来自胰腺导管上皮细胞的腺癌，占整个胰腺恶性肿瘤的85%以上。胰腺的恶性肿瘤还包括胰腺腺泡细胞癌、胰腺神经内分泌癌、胰腺的恶性淋巴瘤等。胰腺癌早期临床症状较隐匿，大多数发现时已是晚期，尽管该疾病在手术治疗、化疗等领域取得一定进展，但胰腺癌患者的远期生存率仍不甚理想[3]。

2. 胰腺癌的三高三低

近年来，我国胰腺癌发病率也呈现了急速上升的趋势，其中上海发病率最高，严重危害人民的生命健康。高发年龄在70岁以上，据2020年世界卫生组织统计的全球最新肿瘤数据显示，我国胰腺癌男性和女性发病率在所有恶性肿瘤中排第7位和第11位，男女发病比为7：5，胰腺癌的死亡率在所有恶性肿瘤中位列第6位。胰腺癌具有发病率逐年增高、复发率高、死亡率也较高，早期诊断率低、手术切除率低、药物有效率低的特点。

3. 胰腺占位就是胰腺癌吗？

胰腺占位是指胰腺内出现了异常的病变组织，可能是息肉，也可能是囊肿或肿瘤。胰腺占位和胰腺癌不能完全等同。肿瘤一般分良

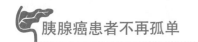

性肿瘤和恶性肿瘤，恶性肿瘤会不断生长、不断破坏、扩散、转移，治疗后容易复发，胰腺癌也一样。胰腺的良性肿瘤常见有胰腺的腺瘤、胰腺黏液性的肿瘤，表现为胰腺占位的疾病包括胰腺囊腺瘤、胰腺癌、胰腺内分泌瘤、胰腺假性囊肿等。如何鉴别胰腺癌和其他胰腺占位呢？良、恶性肿瘤各自有不同的生长表现，如恶性肿瘤呈侵袭性，影像上可以看到胰腺导管局部破坏，远端导管因阻塞不畅而扩张，如果侵袭了胆管则可以看到远端胆管扩张、黄疸出现。而良性占位由于生长速度慢且对胰腺导管或胆管仅存在外压作用，故影像上看到的是导管局部变细，但导管仍然通畅。临床上可以借助超声、电子计算机断层扫描（computed tomography，CT）、磁共振和正电子发射断层扫描－计算机断层扫描（positron emission tomography-computer tomography，PET-CT）等影像检查来鉴别，但最终还要通过手术或超声内镜下穿刺来获取肿瘤组织从而确诊。总之，多种胰腺疾病均可在影像学上表现为胰腺占位，所以只有确定胰腺占位是恶性肿瘤时才叫作胰腺癌。

恶性肿瘤不断生长，不断掠夺人体的营养物质，使人变得消瘦、乏力。恶性肿瘤不断损伤人体组织和器官，从而产生疼痛，而且被侵袭的器官也不能正常工作。如果其发生在胰腺，会产生黄疸、腹痛、厌食，并且恶性肿瘤还会到处扩散、转移。恶性肿瘤还有个特点就是经过治疗后还是容易复发，所以人们闻癌色变。

4. 胰腺癌的分类和病理分期

同样都是胰腺癌，但由于病理分型不同，它们对人体的危害也不一样。医生也会根据不同病理分型采取不同的治疗措施，所以要求对胰腺进行分类。

（1）胰腺癌的常见分类：按照病理分型分为导管腺癌，特殊类型的导管起源癌（多行性癌、腺鳞癌、黏液癌、黏液表皮样癌、印戒细胞癌、纤维细胞癌），腺泡细胞癌，神经内分泌癌及混合分化的癌。按照胰腺癌发生部位分为胰头癌（70%～80%）、胰颈癌、胰体尾癌、全胰腺癌（图1-4）。

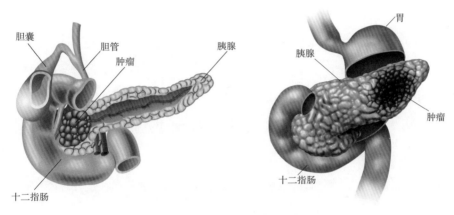

图 1-4 胰头癌和胰体尾癌示意

（2）为什么要分期：医生凭借胰腺癌病理分期来衡量患者病情所处情况，如肿瘤的大小、浸润、转移的情况，根据不同情况所处的不同分期来做出治疗选择，如有的用手术、化疗、放疗、中药治疗，有的采用综合方法治疗。我们常说早期、晚期其实是一种通俗说法，分期对肿瘤的病情来说非常关键，各期治疗原则不同，分期不明容易过度治疗或治疗不足。

（3）胰腺癌病理分期：是通过手术切下来的肿瘤标本进行病理组织学检查，确认肿瘤侵袭范围，并结合术前影像学检查做出的分期。如果病理检查发现肿瘤侵及淋巴结、邻近器官等，提示手术后容易出现局部复发或远处转移，那么通常会考虑手术后加用化疗、放疗等其

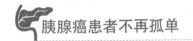

他治疗方法。当然也可以根据病理分期结果来大致推断治愈率的高低，医生同时根据病理分期建议患者治疗后需要采取的随访方案。

目前在胰腺癌的评价中，美国癌症联合委员会（American Joint Committee on Cancer，AJCC）组织编写的 TNM 分期系统是国际上最为通用的，已被大家所认可和应用。主要分为 T、N、M 三个参数，T 代表原发肿瘤的范围、脏器的侵润深度；N 代表是否存在肿瘤邻近区域淋巴结转移及转移的程度；M 代表是否存在原发病灶以外的其他器官、部位的远处转移。最终根据 T、N、M 三个参数的不同组合，给出 0 到 IV 期一共 7 个分级，如 T3N1M1、T2N0M0 等[4]（表 1-1，表 1-2）。

另外，患者的出院小结中会出现如下的字样"pT3N1M0"，其中"p"代表的是根据术后病理结果所做出的诊断，如果遇见字母"c"则表示是根据临床检查而做的诊断，而字母"r"则表示是术后复发时做出的诊断，原发癌用 Tis 表示[4]。

表 1-1　胰腺肿瘤 UICC/AJCC TNM 分期系统（2017 年，第 8 版）

分期	内容
T	原发肿瘤
TX	原发肿瘤无法评价
T0	无原发肿瘤证据
Tis	原位癌 [包括高级别的胰腺上皮内瘤变（PanIN3）导管内乳头状黏液性肿瘤伴高度异型增生、导管内管状乳头状肿瘤伴高度异型增生和胰腺黏液性囊性肿瘤伴高度异型增生]
T1	肿瘤最大径 ≤ 2 cm
T1a	肿瘤最大径 ≤ 0.5 cm
T1b	肿瘤最大径 > 0.5 cm 且 < 1 cm
T1c	肿瘤最大径 ≥ 1 cm 且 ≤ 2 cm

续表

分期	内容
T2	肿瘤最大径＞2 cm且≤4 cm
T3	肿瘤最大径＞4 cm
T4	肿瘤无论大小，侵及腹腔干、肠系膜上动脉和（或）肝总动脉
N	区域淋巴结
NX	区域淋巴结无法评价
N0	无区域淋巴结转移
N1	1～3个区域淋巴结转移
N2	≥4个区域淋巴结转移
M	远处转移
M0	无远处转移
M1	有远处转移

注：UICC为国际抗癌协会。

表1-2　胰腺癌病理分期

分期	T	N	M
0	Tis	N0	M0
ⅠA	T1	N0	M0
ⅠB	T2	N0	M0
ⅡA	T3	N0	M0
ⅡB	T1、T2、T3	N1	M0
Ⅲ	T1、T2、T3	N2	M0
	T4	任何N	M0
Ⅳ	任何T	任何N	M1

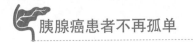

什么是肿瘤的分化?

癌细胞与正常细胞之间的差异大小反映了癌细胞的分化水平,越接近相应的正常细胞,分化程度越高,恶性程度越低,病理上通常分为Ⅰ、Ⅱ、Ⅲ级。Ⅰ级为高分化,低度恶性,肿瘤生长慢,转移率低,预后较好;Ⅱ级为中分化,中度恶性;Ⅲ级为低分化,高度恶性,肿瘤生长快,转移率高,预后差。

5. 为什么会得胰腺癌?

有研究表明:①多种疾病可以引发胰腺癌,如慢性胰腺炎、糖尿病等。②大量吸烟也会对机体产生致癌作用,这说明某些致癌化学物质长期作用于人体就会引发癌症。③遗传因素也是导致胰腺癌的原因之一;④不良饮食习惯也可导致胰腺癌的发生。

6. 胰腺癌的常见症状

(1)上腹部不适、消化不良症状,早期表现为上腹部说不清的不适感,时轻时重,时有时无,一般夜间疼痛更明显,部位较深,范围较广,且进行性加重并逐步转为隐痛。

(2)可出现明显的消瘦,无其他原因的体重下降,晚期患者极度消瘦,出现恶病质,呈皮包骨状等。

(3)巩膜(眼白)、皮肤发黄等黄疸表现(图1-5),肿瘤若靠近胰头和壶腹周围,黄疸可较早出现,且呈持续逐渐加深,同时伴大便色泽变淡,甚至呈陶土色或白色,小便深黄色(图1-6),甚至浓茶色,皮肤黄染呈棕色或古铜色,皮肤有瘙痒和抓痕。

（4）不明原因的上腹和腰背部疼痛，因为肿瘤累及腹腔神经丛患者多出现难以忍受的上腹痛和腰背痛，在仰卧时加重，夜间明显，出现疼痛常提示已经进入晚期。

（5）突发糖尿病。

（6）无诱因的胰腺炎发作。

（7）晚期患者可出现上腹固定的肿块。

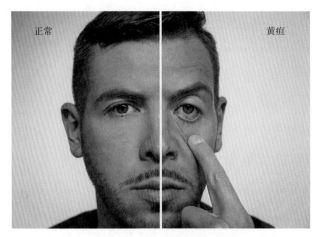

图1-5　巩膜（眼白）及皮肤发黄的黄疸表现

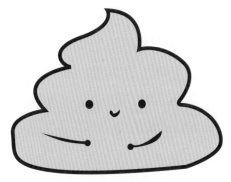 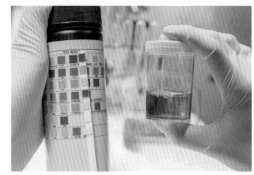

图1-6　陶土色便和深黄色小便

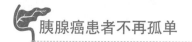

7. 为什么胰腺癌往往发现就是晚期？

（1）原因：早期胰腺癌无症状或者无特异性的症状，与胃炎、胆囊炎、消化不良的症状很像，患者可能表现出胃部胀痛、食欲下降等症状。多数医生首先不会将这些症状与胰腺癌联系在一起，有时医生按照常见病治疗，症状在短期也会缓解，医生和患者警惕性差、缺乏敏感性和特异性高的筛查手段和技术。当出现疼痛、黄疸、体重下降等症状时已属中晚期。患者、家属和首次接诊医生缺乏足够的重视也是延误诊治的原因之一。即使发达国家，也有15%的患者需要6个月以上才能获得确诊，这就大大延误了治疗时机。

（2）现状：目前在门诊发现的胰腺癌患者中，约80%的患者一经发现就已是中晚期，错失了手术最佳时机，只有20%的患者能进行手术切除。目前对肿瘤早期诊断采用的肿瘤标志物（CA19-9等）、影像技术（超声等）对胰腺癌的早期诊断也无典型诊断意义，所以胰腺癌的早发现、早诊断是整个胰腺癌诊疗过程的关键。

（3）胰腺癌早期症状与其他疾病容易混淆之处：当出现上腹部不舒服，有时伴有隐痛时，除了想到胃炎、胃溃疡、十二指肠溃疡、胆囊炎、胆囊结石等常见病，也要考虑到胰腺癌的早期症状。要注意疼痛是否与饮食相关，像吃了刺激性食物会加重，经服用消炎和抗酸药物可缓解，而且反复出现，表现为疼痛、缓解、又疼痛的慢性反复过程，还是持续不断的上腹部不舒服，有时伴有阵发性剧痛，且常为腰背部明显（图1-7），这种疼痛服用胃酸药和抗菌药无缓解。一般治疗效果不好。这时候就应该提高警惕，考虑胰腺癌的可能了。

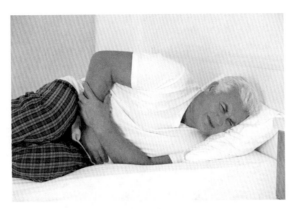

图 1-7　胰腺癌腹部剧痛（腰背部明显）

我们大家都知道黄疸症状就是眼睛和皮肤变黄，小便变黄，甚至呈浓茶色或酱油色，大便会变为陶土色。胰腺癌发生黄疸是由于胰腺肿瘤把胆道和胰腺开口堵住了，胆汁不能排入肠道中，就流到血液里了，由于肠道没有胆汁，大便变成白陶土色。所以伴有黄疸的相关疾病时也要考虑胰腺癌的可能。黄疸起初在全身皮肤出现时，常常被忽略，人们会误认为是气色不好、劳累造成的，一般在小便深黄及眼白变黄时才引起重视，故部分黄疸患者初诊科室为眼科、急诊。当黄疸伴有疼痛时，患者则一般前往急诊、消化内科、普外科。当黄疸出现且无其他疼痛症状，伴或不伴有发热、消瘦、食欲不振、恶心、呕吐时，一般认为肝炎、肝脏肿瘤、肝硬化；在部分贫困地区、沿海城市会考虑感染蛔虫；当黄疸伴有剧烈疼痛时，伴或不伴有发热、大汗、胆结石病史，则认为是胆结石、胆管狭窄；若发生于大量饮酒、油腻饮食后，则多考虑胰腺炎。胰腺癌的黄疸一般出现时多伴有消瘦，甚至部分患者有营养不良。疼痛的出现与黄疸关系不大，可在早期无黄疸时就出现疼痛，从闷闷的痛逐渐发展为围绕胸腹部的环状隐痛，常常为放射痛，所以早期无症状胰腺癌的疼痛常被误诊为冠心病、心绞

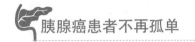

痛、带状疱疹、胆结石。因为晚期胰腺癌有时可以在上腹部触及包块，所以当你在上腹部心窝下摸到表面不平整，质地又很硬，不能活动且用力压就有疼痛感时，应与其他恶性肿瘤相鉴别。

（4）建议患者出现以下症状时，考虑胰腺癌的筛查：胰腺癌现有的筛查方式有临床表现、影像学方法、血清肿瘤标记物和分子生物学基因诊断四种。临床症状在胰腺癌筛查中至关重要。

（5）厌食、消瘦、上腹痛、黄疸：患者上腹部出现模糊不清的不舒服感觉，导致食欲不佳、消化不良等症状，这种感觉的原因不明确，如与吃辣椒、喝酒、饥饿无关，且这种不舒服的感觉是持续性不间断的，还会逐渐加重转为隐隐的胀痛，逐渐牵连腰部和背部。有时伴有体重减轻，身体疲乏无力。有时还会出现不明原因的黄疸，持续性且进行性加重。但部分患者可以无任何明显的特异性改变。也有一些患者同时伴有糖尿病、慢性胰腺炎、肝胆疾病所表现的症状，如血糖明显升高等。在胰腺癌的高危人群中有大量吸烟、饮酒史、遗传性胰腺癌病史、家族性胰腺癌病史的患者也是筛查的重点对象。有上述临床表现就应该进一步做胰腺癌的其他筛查了[5-6]。

8. 胰腺癌会扩散吗？最常见的转移方式及转移部位

胰腺癌患者很难避免出现癌细胞扩散转移，这也是恶性肿瘤的主要特征之一。胰腺癌由于生长较快，加之胰腺的血管、淋巴丰富，而胰腺本身包膜又不完整，所以很容易早早就扩散了。胰腺癌最常见的转移部位是淋巴结、肝脏和腹膜。

肿瘤的转移是指恶性肿瘤细胞从原发部位经淋巴、血液、神经、种植等途径，到达其他部位继续生长形成转移灶的过程。胰腺癌主要通过直接浸润、淋巴转移、血液传播、神经转移及种植转移的方式转移到其他部位生长繁殖。具体如下。

（1）直接浸润：恶性肿瘤与正常组织相接触，恶性肿瘤就会浸润到正常组织中去，这也是恶性肿瘤的主要危害之一。这部分胰腺癌早期就可穿破胰管壁，穿透到周围胰组织，也可叫作浸润性导管癌。当肿瘤增大并向前浸润胃和结肠，向后浸润门静脉、下腔静脉和腹主动脉等腹膜后组织，向上浸润肝十二指肠韧带，向下浸润十二指肠、肠系膜根部的肠系膜上血管。

（2）淋巴转移：是胰腺癌早期最主要的转移途径，淋巴管网是身体中的淋巴管互相交叉形成的，它用来运输水等营养物质，还有一些保护人体健康的细胞（也就是淋巴细胞），正是通过淋巴管网带到身体的各个部位的。在淋巴管网中不仅有淋巴管，还有淋巴结。淋巴管网遍布身体各个部位，如果哪里患了恶性肿瘤，癌细胞就会从那里浸入淋巴管顺着淋巴管跑到身体的各个部位，这就是淋巴转移。当癌细胞在转移的时候到达淋巴结，在那里生长繁殖，会导致淋巴结肿大，那么就是淋巴结转移。胰头癌的淋巴结转移多达 65% ～ 72%，约 40% 的胰腺癌发生淋巴结转移。

（3）血液转移：是大多数晚期胰腺癌的转移方式，胰体、胰尾癌早期就有脾血管侵蚀。通过血液转移的胰腺癌常见的由门静脉转移到肝，自肝静脉又到肺，继而再播散至全身，如肾上腺、肾、脑及骨髓组织。约有 2/3 的病例发生肝转移。

（4）种植转移：癌细胞直接播散于腹腔大、小网膜，称之为种植转移。

9. 胰腺癌术后为什么会复发？

胰腺癌经过手术治疗后，我们会问："胰腺癌治好了吗？会不会复发呢?"答案是胰腺癌患者约有 90% 的复发率。我们说的早期胰腺癌并不是癌细胞在身体里刚刚出现,其实当我们发现胰腺癌时,癌细胞已经在身体里生长了,只不过没有被检查出来而已。这些胰腺癌细胞早就在身体内到处扩散,但由于条件不具备以及身体其他抵抗功能,如免疫细胞的作用,还没有形成新的转移灶而已。必须明确的是,即使行胰腺癌根治术后,体内还会有肿瘤细胞,这些癌细胞是以后复发和转移的种子。导致复发还有个因素就是手术原因,很多在手术过程中肿瘤和邻近脏器还有血管牵扯,手术难度非常大,肉眼难比显微镜,术中难免有残留,这就不可避免会出现复发[2]。

这一章节带您认识了胰腺癌,下面会跟您详细讲讲胰腺癌的诊断和治疗。

参考文献

1. 虞先濬.胰腺癌的诊断和治疗:新技术、新理念、新策略 [M].上海:复旦大学出版社,2020.
2. 杨宇飞,吴煜,朱尧武.专家帮你解读胰腺癌.2 版 [M].北京:人民卫生出版社,2014.
3. 吴万龙,彭兵.胰腺癌流行病学及危险因素 [J].中国普外基础与临床杂志,2019,26(12):1500-1504.
4. 中国临床肿瘤学会指南工作委员会.中国临床肿瘤学会(CSCO)胰腺癌诊疗指南 2020[M].北京:人民卫生出版社,2020.
5. 王成峰.应对胰腺癌专家谈 [M].北京:中国协和医科大学出版社,2014.
6. 郝继辉,朱芸.胰腺癌,戴着多重欺骗性"面具"[J].抗癌之窗,2021,01:14-15.

第二章

得了胰腺癌正确的诊治是关键

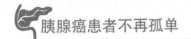

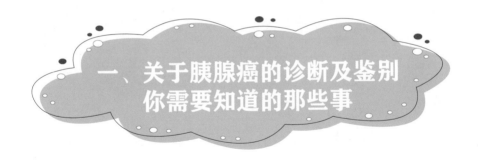

一、关于胰腺癌的诊断及鉴别
你需要知道的那些事

1. 哪些人属于胰腺癌的高危人群

随着肿瘤防治知识的普及，我们经常会听到一个专业术语：高危人群。其实就是指因为存在某种或多种危险因素所以比普通人更容易患病的人群。而"胰腺癌的高危人群"指的是具有与胰腺恶性肿瘤发生相关的危险因素的群体，他们相对于普通人群，发生胰腺癌的概率更高，是胰腺癌重点筛查对象。胰腺癌发生相关的高危因素可以分为两类：①非遗传相关因素：不良生活方式因素，如吸烟、肥胖、酗酒、三高（高脂、高糖、高盐）饮食等；良性疾病，如慢性胰腺炎、糖尿病、消化道良性疾病手术史等。②遗传相关因素：包括家族性胰腺癌、遗传性乳腺癌、遗传性胰腺炎、黑斑息肉综合征及家族性非典型多发黑痣、黑色素瘤综合征等[1]。

高危人群包括：

（1）有家族性胰腺癌的群体：如胰腺癌患者的父母、子女及同父母的兄弟姊妹等一级亲属。

（2）有遗传性胰腺癌和基因突变（*P16*、*STK11/LKB1*、*BRCA2*、*PRSS1* 基因）而引起病变的群体。

（3）糖尿病患者：特别是体型消瘦，无糖尿病家族史属于新发糖尿病且 50 岁以上者，更应该提高警惕。

（4）慢性胰腺炎患者：这是由于炎症使胰腺组织反复破坏、修复，会出现胰腺内、外分泌功能退化，胰腺细胞在炎症因子的侵蚀下容易向肿瘤细胞转变。

（5）过度肥胖者：体重指数值越高，患胰腺癌的风险也增高，患胰腺癌的平均年龄提前 2 ～ 6 岁。有研究表明运动是患胰腺癌的保护因素。体重指数是衡量健康状况的一个重要指标，与体内脂肪总量密切相关，高于 32 kg/m^2 提示非常肥胖。

体重指数计算公式＝体重（kg）÷ 身高的平方（m^2）

体重指数＜ 18.5 kg/m^2：提示体重过轻

18.5 ～ 23.9 kg/m^2：提示体重正常

24 ～ 27 kg/m^2：提示体重过重

28 ～ 32 kg/m^2：提示肥胖

（6）大量吸烟与酗酒者：吸烟被认为与 25% 的胰腺癌发生有关，虽然不像与肺癌一样关系紧密，但吸烟者患胰腺癌的概率依然是不吸烟者的 2 倍，而戒烟人群的相对风险也至少 10 年才可以恢复至正常水平。相对于不饮酒者，长期大量饮酒也是患胰腺癌的高危因素。

（7）职业暴露者：12% 的患者由于职业暴露，如涉及接触金属加工和杀虫剂，而导致患上胰腺癌[2-3]。

2. 得了胰腺癌，身体会出现哪些不适和异常表现

早期胰腺癌患者无明显和特异性身体不适，往往会被漏诊和误诊。胰腺癌常见的症状和体征包括：

（1）厌食、消化不良和体重下降，但出现的比率仅占 10%。胰腺

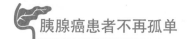
癌患者早期四大异常表现有食欲减退、恶心呕吐、排便习惯改变、消瘦（图2-1）。

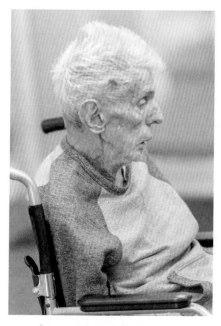

图 2-1 胰腺癌消瘦的表现

（2）上腹部不适和疼痛，由进行性加重逐步转为腰背痛。

（3）黄疸进行性加重，巩膜（眼白）及皮肤黄染，小便深黄，甚至浓茶色，大便陶土色（白色）改变。

（4）晚期胰腺癌患者可在上腹部出现固定的肿块、腹水等。

（5）恶病质及有肝、肺或骨骼等脏器远处转移的表现。

3. 临床上现有哪些诊断胰腺癌的方法

医生根据胰腺癌患者的主要症状、体征，对临床上怀疑有胰腺癌者和胰腺癌的高危人群首选无创性检查手段进行筛查，如超声、CT、MRI、PET-CT、三维可视化等影像学检查。有创性检查包括超声内镜、经内镜逆行性胰胆管造影（endoscopic retrograde cholangio-pancreatography，ERCP）、腹腔镜等影像学检查。除此之外还有实验室检查（血清学肿瘤标记物），病理学检查（胰腺癌肿块穿刺活检术），必要时联合检查可提高阳性率，下面带你了解各项检查[3]。

3.1 影像学检查

（1）超声检查：顾名思义是用人类无法听到的声波来探测体内脏器是否正常、有无异物生长。由于正常胰腺组织和胰腺肿瘤的组织密度不一样，超声波反射的信号强弱也有不同，医生据此来分辨胰腺上有没有长肿瘤。由于胰腺的解剖位置深，在超声检查时易受胃肠道内气体的干扰及脊柱的影响，无法清楚显示胰腺全貌。大多数胰腺癌的腹部超声图像为低回声、边缘不规则的不均质肿块，胰腺癌的典型征象是呈伪足样伸展。超声在辨别小病灶、鉴别良恶性肿瘤及肿瘤浸润方面效果不佳，并不适用于胰腺癌的早期诊断。早期胰腺癌患者采用腹部超声的检出率低。

（2）CT 检查：CT 平扫作为肿瘤疾病的筛选，也是重要的疾病排除手段，多在患者初诊时开具，照射部位为胸腹盆平扫。平扫 CT 出报告的时间短，可以快速明确患者胸部、腹部、盆腔是否有明显肿物。当怀疑胰腺肿物时，则需要照射增强 CT，增强 CT 较普通 CT 平扫，增加了静脉窗期及动脉窗期，可以明确发现肿瘤与血管的关系。为什么了解肿瘤与血管的关系这么重要呢？首先，恶性肿瘤的血管数量、粗度都较良性肿瘤丰富且充足；其次胰腺癌的治疗，主要是胰头癌与主要大血管的关系可以直接决定患者是否有手术机会，虽然近几年位于美国、德国等大的胰腺中心积极开展了胰腺肿瘤联合血管切除术，但手术成功率、术后患者生活质量仍有巨大进步空间。目前国内顶级医院已具备联合血管切除的能力；再次，部分恶性肿瘤转移灶质地偶尔与正常肝脏质地在 CT 平扫中显像相似，在增强 CT 中可以进一步鉴别诊断；最后，增强 CT 是鉴别血管瘤与实质肿瘤最重要的手段。但增强 CT 检测报告出具时间较久，检查费用较平扫高，且需要注射造影剂（碘制剂），部分患者会对造影剂过敏，所以一般肿瘤筛查选用 CT 平扫，医生一般根据检测结果决定是否需要进一步进行增强 CT 检查（图 2-2）。

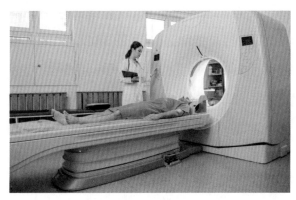

图 2-2 医学影像检查的辐射剂量是在安全范围内

（3）磁共振成像（MRI）：MRI 价格比较贵，其敏感性也低于 CT。优点在于有液体的地方比 CT 成像要清楚些，对于诊断胰腺癌有无侵犯血管、胆管、有没有形成囊肿水泡之类的则选择磁共振好一点。在诊断肝内转移灶方面优于 CT，对淋巴结浸润诊断效果却比 CT 差。医生会根据具体情况有针对性地选择 CT 或 MRI。无论是 CT 还是 MRI，胰腺癌的诊断均需要做增强造影（静脉注射造影剂以区分正常组织和肿瘤组织）。

（4）磁共振胰胆管造影 (MRCP) 检查：为非侵袭性、安全、不用造影剂的诊断方法，胰腺癌在 MRCP 上可表现为近端胰胆管扩张。它和磁共振血管造影可以提供胰胆管异常和血管壁浸润等方面的信息。MRCP 空间分辨率差，胰尾部胰管及分支显示差，临床应用尚不普遍。

（5）正电子发射计算机断层显像（PET-CT）检查：是将 PET 扫描仪和螺旋 CT 设备完美结合，由 PET 提供病理生理特征、CT 提供病灶的精确解剖定位，通过一次显像，获得全身各方位的断层图像，一目了然的了解全身的情况，可对肿瘤进行早期诊断及鉴别等。目前最常用的 PET 显像剂为 18F 标记的氟化脱氧葡萄糖（18F-FDG），是一种葡萄糖的类似物。肿瘤相比于正常组织有较高的葡萄糖代谢，所以 18F 标记的 FDG 会在肿瘤中聚集，从而显像。这也是此项检查昂贵所在，但作用明显，具有灵敏、准确、特异且定位精准的特点。缺点是价格较为昂贵、存在一定的假阳性率。不推荐 PET-CT 作为胰腺癌的常规检查手段，但由于其扫描范围广，可用于疑似有远处转移但高质量的 CT、MRI 检查下无法确诊的患者。

那么，PET-CT 检查辐射剂量大吗？检查后需要注意什么？从 PET-CT 的检查原理我们可以获知这项检查有两个辐射源，即放射性核素的造影剂和 CT 检查的 X 线。目前 PET-CT 的 X 线辐射剂量已经下降到了约 3.8 毫希，这个剂量比我们每日接受的天然辐射剂量 1 ～ 2 毫希也就高了一点。因此还是相对比较安全的。PET-CT 所用的放射性核素造影剂可以发射正电子产生 γ 射线，最新的设备已经将其每次辐射剂量降到 3.9 毫希以下。这类放射性核素的衰减和排泄速度很快，几个小时内就可以从身体内消失，故对机体的损伤很小。

PET-CT 检查前后需要注意什么呢？首先，做检查前一定要禁食 4 小时以上，避免进食的糖分干扰造影剂的显像；其二，最重要的是，做完检查后要多喝水，这样有助于造影剂随尿液排出。大多数情况

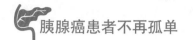

下，在注射 2 小时后，大部分造影剂会从体内排出。当然还需要注意的是，在检查后的几小时内尽量避免尿液沾染衣物，排便后及时洗手。24 小时内尽量不要近距离接触孕妇和儿童。

（6）超声内镜（EUS）：超声内镜较体表超声能更清晰地显示胰腺各个部位和病变的性质和程度，从而大大提高了早期诊断率。在超声内镜引导下做胰腺肿块穿刺对胰腺癌诊断价值很大。对于 CT 检查结果不确定或者阴性，而临床又高度怀疑者，需进行超声内镜检查，该检查可以发现较小的胰腺肿瘤，其评估肿瘤大小和淋巴结受累情况比 CT 更准确。超声内镜引导下的细针吸引活检可以完成原发肿瘤、淋巴结和远处转移灶的病理学诊断，用于术前检查的灵敏度为 95%，特异性达 92% 。但为了避免肿瘤播散，检查结果对治疗策略无影响时不宜采用。

（7）内镜下逆行胰胆管造影（ERCP）：可反映主胰管及其分支的病变情况，并可对胰腺导管进行活检或采用细胞刷进行肿瘤细胞学检查，也可以收集胰液进行细胞学和基因检测。术后胰腺炎是 ERCP 常见的不良反应，因此 ERCP 不作为胰腺癌早期诊断的推荐方法，这项检查只有在需要胆管系统显像或放置支架解除胆道梗阻时才考虑施行。

（8）腹腔镜：腹腔镜和腹腔镜超声可以发现隐藏的腹膜转移灶和其他方法漏诊的肝内转移灶，目前多推荐用于胰腺癌的术前评估检查。

（9）三维可视化检查：可以清晰地显示胰腺癌的部位、大小、形态和分布，以及周围大血管和分支的走形和变异、肿瘤与血管之间的关系，为术前准确诊断、个体化规划手术方案和选择手术入路提供决策。三维可视化检查在普通外科的临床应用研究主要集中在肝胆胰腺方面。

3.2 实验室检查

（1）血清生化学检查

1）当发现胰腺有肿块时，碱性磷酸酶（alkaline phosphatase，ALP）、谷丙转氨酶（alanine aminotransferase，ALT）和谷氨酰转肽酶（gamma-glu-tamyltransferase，GGT）这些指标可能升高。当有黄疸时，碱性磷酸酶、谷氨酰转肽酶升高明显，谷丙转氨酶轻度升高。碱性磷酸酶经胆汁排入小肠，当胆汁排泄不畅，毛细胆管内压升高时，可诱发碱性磷酸酶产生增多，因而碱性磷酸酶也是胆汁淤滞的酶学指标。

2）谷氨酰转肽酶主要来源于肝胆系统，因此肝内谷氨酰转肽酶合成增多或胆管系统病变致胆汁排泄受阻时，均可引起血清谷氨酰转肽酶升高。

3）胰腺淀粉酶（pancreatic-amylase，P-AMY）：胰腺癌、胰腺囊肿等导致胰腺导管阻塞时，淀粉酶和胰腺淀粉酶可能升高。目前认为测定胰腺淀粉酶的活性及其占淀粉酶总活性的比例是诊断胰腺癌、胰腺囊肿等疾病的可靠指标。

4）血清总胆红素（total bilirubin，TBIL）和直接胆红素（direct bilirubin，DBIL）：胰头癌伴黄疸时总胆红素升高（包括直接胆红素和间接胆红素升高），而且以直接胆红素升高为主，这是梗阻性黄疸的特征。

5）脂肪酶（lipase，LPS）：人体脂肪酶主要来源于胰腺，胰腺出现病变其会释放入血液，可导致血清脂肪酶水平升高。

（2）肿瘤标志物检查：肿瘤标志物是人体对肿瘤细胞反应产生的一种物质，可以从血液和体液中检测到。然而，肿瘤标志物升高并不一定意味着癌症的可能性。血液中的肿瘤标志物只能作为肿瘤诊断的

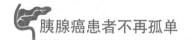

参考指标，因为有许多因素（炎症等）可以导致其升高。胰腺癌患者在血液中的标志物有糖类抗原 19-9（CA19-9）、糖类抗原 -50（CA-50）、癌胚抗原（CEA）、糖类抗原 -125（CA-125）、糖类抗原 -242（CA-242）等。

血清糖类抗原 CA19-9 最常用，它是目前临床上广泛应用的最有价值的胰腺癌血清学肿瘤标记物，按照血清 CA19-9 > 37 U/mL 为标准，阳性多见于进展期胰腺癌。CA19-9 在部分非恶性患者中会出现假阳性，如急慢性胰腺炎、梗阻性黄疸、肝硬化及胃肠道肿瘤患者，在 Lewis 抗原阴性的胰腺癌患者会出现假阴性，故这个指标主要用于判断胰腺癌分期、手术切除效率及检测术后复发。目前认为单独检测 CA19-9 并不适用于早期胰腺癌，尤其是小胰腺癌的检测及其与良性疾病的鉴别。但若有 CA19-9 升高者，应仔细检测胰腺，并严密观察，方能发现早期肿瘤患者。将目前的肿瘤标记物联合检测，结合影像学检查结果，有助于提高阳性率，对提高胰腺癌早期诊断率有一定的帮助（图 2-3）。

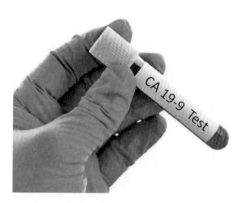

图 2-3 CA19-9 检验必不可少

癌胚抗原（CEA）是一种结构复杂的可溶性糖蛋白，胚胎期主要存在于胎儿的胃肠、胰腺和肝脏，出生后组织含量很低。消化系统恶性肿瘤时可见血清 CEA 含量升高，在乳腺癌、肺癌及其他恶性肿瘤患者的血清中也可以升高，因此，CEA 是一种广谱肿瘤标志物。虽然不能作为诊断胰腺癌的特异指标，但联合 CA19-9、CA-242 等，可以提高胰腺癌诊断的敏感性。

糖类抗原 -242（CA-242）是一种唾液酸化的鞘糖脂抗原。在健康人和良性疾病患者血清中含量很低，消化道发生恶性肿瘤时，通常血清 CA-242 含量升高。CA-242 对胰腺癌辅助诊断的敏感性和特异性分别为 71% 和 77%。与 CA19-9 相比敏感性、特异性略低，CA-242 在胰腺炎、慢性肝炎和肝硬化等良性病变中很少升高，并且不受胆汁淤积影响，假阳性少，因此 CA-242 被认为是第三代胰腺癌标志物，是CA19-9 的重要补充。

（3）相关基因分子检查：以往在肿瘤的诊断和治疗时看重肿瘤细胞的来源（如是胰腺癌 / 肺癌）及肿瘤细胞的病理分型（如是腺癌还是鳞癌），其实这只是肿瘤细胞的表型，产生肿瘤的最终根源是基因的病态改变。胰腺癌高危人群中有部分患者有遗传背景，其子女、兄弟姐妹可以从基因检测中得到危险信号，从而提高警惕，积极筛查肿瘤。80%～90% 的胰腺癌患者存在 *K-Ras* 基因突变，可采集外周血、胰液、十二指肠液、粪便，以及细针抽吸或胰管刷标本进行检测。在胰腺癌早期诊断中即可检测到 *K-Ras* 基因突变，虽然特异性有所降低，但为早期诊断提供了可能。其他开展的基因突变检测还有 *BRCA1/2*、*NTRK*、*PALB2*、*dMMR/MSI*、*P53*、*P16*、*Smad4* 等。

3.3 细胞学病理检查——确诊的金标准

（1）为什么要做病理检查：医生确诊胰腺癌不单单是依靠临床表现（症状和体征），尽管临床表现已经高度怀疑是胰腺癌了，因为同样的临床表现还有其他疾病，如胆管癌在症状上与胰腺癌差不多，但患者预后完全不一样，所以不能仅凭临床表现来确认，也不能仅凭超声、CT 发现了胰腺肿瘤的占位，以及是否侵犯其他器官时就能确定是胰腺癌。胰腺癌的确诊依靠病理诊断，也就是活检，它才是胰腺癌确诊的金标准。因为对胰腺癌来说，细胞的分类与恶性程度至关重要，它决定了胰腺癌的放疗、化疗的选择和顺序。不同种类的癌细胞对放疗、化疗的敏感性不同，所以一定要知道癌细胞的分类（如腺癌、多形性癌或腺鳞癌等）、是高分化腺癌还是低分化腺癌，这就得依靠病理检查。病理检查才是最关键、重要的、不可缺少的检查。它不能被任何检查所替代，是最后必须的判决。有人会说为什么开始不直接用这项检查呢？因为病理检查是有创检查，如果只是怀疑，穿刺检查并非首选，再就是如果真是恶性肿瘤，有创操作后肿瘤容易扩散。因此在做病理检查前要做好充分准备。

（2）不同病理检查的方法：①穿刺活检，分为经皮胰腺穿刺活检术和超声内镜下细针穿刺术。前者容易穿刺失败，因为此法在 CT 或超声引导下经过皮肤到达肿瘤位置，从而获取肿瘤组织，虽然操作简单、快捷，适用大多患者，但由于穿刺路径长，常常无法避开肿瘤周围重要脏器或血管，易导致失败。超声内镜下穿刺适合能配合胃镜检查的患者，它是在胃镜的帮助下，通过超声引导穿刺针隔着胃后壁穿刺进入胰腺癌病灶获取癌组织。由于仅仅隔着胃后壁一层组织对胰腺肿瘤进行操作，加上超声显像清晰，穿刺路径短而且能避开大多肿瘤周围组织，穿刺成功率高，是目前胰腺穿刺的首选方法。②剖腹探查，术中如果发现无法切除的肿瘤就关闭腹腔并做病理检查，如果是可切除肿瘤，切除肿瘤并做病理检查。

4. 出现黄疸、腹痛、消瘦等就一定是胰腺癌吗？

胰腺癌的临床症状没有任何特异性，所以早期发现和诊断才困难，如出现黄疸也可能是胆结石、胆管狭窄、肝炎、肝硬化、肝脏肿瘤、蛔虫等引起的梗阻性黄疸，当压迫或侵犯胆管就会造成肝内胆汁淤积，再反流入血，就表现为皮肤和巩膜变黄。胆汁从小便中排除，小便就变成黄色。这和胰腺癌所致的梗阻性黄疸差不多，区别在于胆管结石、蛔虫引起黄疸的同时伴有其他症状，如胆管结石导致急性胆管炎时多存在严重的腹痛、高热、黄疸三联征。胰腺癌患者发生黄疸是由于胰腺肿瘤把胆道和胰腺开口堵住了，胆汁不能排入肠道中，逆流到血液里了，由于肠道没有胆汁，大便就变成白陶土色了。如果同时伴有腹部、腰背部的疼痛和消瘦，就应注意胰腺癌的可能。

如出现腹痛现象，就以为肚子里长癌了，那该多可怕！我们首先应该想到的是胃炎、胃溃疡、十二指肠溃疡、胆囊炎、胆囊结石、冠心病等常见病，考虑腹痛是否与饮食相关，像吃了刺激性食物会加重，经服用消炎和抗酸药物可缓解，而且反复出现，经常复发，表现为疼痛、缓解、又疼痛的慢性反复过程。而胰腺癌的腹痛具有特点，疼痛是持续不断，有时还牵连腰背部，不能被抗胃酸和抗菌药缓解。

消瘦对正常人来说是很正常的事儿，如在减肥期、工作辛苦、营养不良或季节等原因都可出现，但如果有厌食、恶心、乏力、体重下降明显的症状，又不是上述原因导致的，又没有甲状腺功能亢进、糖尿病等引起消瘦的其他疾病，但是伴有黄疸、腹痛和排便习惯的改变，就应提高警惕，注意胰腺癌的可能。

需要明确的是，胰腺癌的黄疸、腹痛、消瘦等症状，有时只出

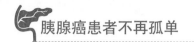

现一种，有时几种同时出现，但是晚期胰腺癌患者基本都会有以上症状[4]。

5.胰腺癌的鉴别诊断

胰腺癌解剖位置较深，周围毗邻结构复杂，因此胰腺的鉴别主要依赖病理。在临床诊断方面，胰腺癌需要考虑与胰腺本身疾病和与胰腺相邻脏器的肿瘤进行鉴别诊断。

（1）慢性胰腺炎：是反复发作的渐进性的广泛胰腺纤维化病变，其发病缓慢，病史长，常常反复发作，急性发作可出现血尿淀粉酶升高，且极少出现黄疸症状。CT检查可见胰腺轮廓不规整，结节样隆起，胰腺实质密度不均。腹部CT检查可发现钙化点，其有助于诊断。

（2）壶腹癌：发生在胆总管与胰管交汇处，黄疸是其最常见的症状，因肿瘤坏死脱落，早期即可以出现黄疸。十二指肠造影检查可显示十二指肠乳头部充盈缺损、黏膜破坏，呈"双边征"，CT等影像检查可显示胰管和胆管扩张、胆道梗阻部位较低、"双管征"、壶腹部占位病变。

（3）胰腺囊腺瘤与胰腺囊腺癌：多发于女性，症状、影像检查都与胰腺癌不同，CT可显示胰腺内囊性病变且显现规则囊腔，而胰腺癌只有中心坏死时才出现囊变且囊腔不规则。

二、胰腺癌的就医指导

1. 看病时患者及家属要做哪些准备？

首先，知己知彼，百战不殆。胰腺癌在诊断和治疗方面相较其他疾病难度增加，社区、城镇医院很难完成全面的检查或提供有效的治疗，建议考虑就近较大城市的三级甲等医院的普外科、胰腺外科、肝胆胰外科、消化内科或肿瘤内科就诊，可以提前通过各家医院的官方网站或电话进行查询或咨询。其次，如果是首次就诊，应尽量空腹就诊。胰腺癌起病隐匿，为了与其他疾病鉴别诊断，医生会开具相应的检查，其中抽血检查、腹腔核磁共振及超声内镜引导下介入穿刺等都需要空腹。最后，安排一位家属陪同就诊，在就诊期间与医生进行充分沟通，明确要做哪些检查，什么时候复查。在患者怀疑自己患胰腺癌时，情绪会较紧张和急切，家属的陪伴既能协助患者情绪的稳定，起到精神支持的作用，也能在与医生交流时起到补充的作用。如果是异地就诊，请提前在当地经办机构办理转诊备案手续。

2. 看病时需要携带的材料

当出现腹痛、黄疸、消瘦等症状想要就医时，需要携带：

（1）证件：包含身份证、社会保障卡、残疾人证（图2-4）等。

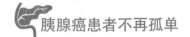

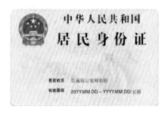 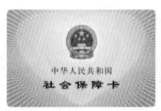 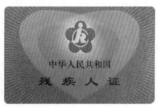

图 2-4 身份证，社会保障卡，残疾人证

随着中国电子化病历大范围的普及，身份证已经成为医院就诊的身份标识，如同乘坐火车、飞机一样，没有身份证很多情况下会对就诊造成阻碍。社会保障卡，也就是我们通俗讲的社保卡，就诊时不携带则无法享受医疗保险的费用报销及免除等医疗保障政策。残疾人康复服务"十三五"实施方案中明确表示，要完善多层次的残疾人康复保障政策，对重度残疾人和享受残疾人基本生活保障工程的困难残疾人参加新型农村合作医疗，其个人出资部分由政府出资，城镇低保、处于低保边缘的残疾人参加城镇居民医疗保险，其个人出资部分由政府出资。更多残疾人证相关优惠政策，可以咨询当地的残疾人联合会。

（2）既往就诊资料：包含 CT 和 MRI 等影像学检查的胶片、检验报告、既往病历。其中既往病历包括门诊病历本、住院病历复印件。既往就诊的资料越齐备，越能帮助医生减少非必要鉴别诊断的检查步骤，节省患者检查费用等，也可以让自己更快得到明确诊断，缩短等待诊断及治疗的时间，在疾病更早阶段获得治疗。

3. 初次就诊应到什么科室？

胰腺癌的治疗主要包括手术治疗、放射治疗、化学治疗、介入治疗和最佳支持治疗等，其中手术切除是胰腺癌患者获得治愈机会和长期生存的唯一有效方法，手术治疗前对肿瘤进行评估具有重要临床意义，所以初次就诊，患者应该前往普外科就诊。目前很多大型医院已经开设胰腺外科、肝胆胰外科等更具针对性的科室供胰腺癌患者选择。消化内科在胰腺癌初诊、初治中也有非常重要的作用，为缓解黄疸所需要做的 ERCP，以及超声内镜引导下的胰腺穿刺活检大部分都在消化内科完成。

4. 初次就诊一定要挂专家号，去顶级医院吗？

初次就诊时，患者不一定需要挂专家号，也不一定需要到顶级医院就诊。当出现腹痛、黄疸、消瘦等胰腺癌患者可能存在的症状时，可在就近的综合医院就诊，接受相应的检查，这部分工作主治医生完全可以胜任。在顶级医院挂专家号有一定难度，没有充分证据怀疑胰腺癌的初次就诊应采取就近治疗、方便挂号的原则。后续根据初次就诊后相应的检查结果来决定下一步检查和诊断的方向。如果检查结果强烈怀疑胰腺癌，则建议选择大型三级甲等医院及挂专家号进行胰腺癌诊断和治疗。

5. 就诊时如何向医生陈述病情？

条理清晰的病情陈述可以协助医生快速了解患者主诉，开具更有针对性的检查并进行病情诊断。患者就诊时，首先建议指出前来就诊的主要原因，举例说明：一位患者患有高血压 10 年，8 年前曾因意外骨折进行手术，5 年前发现甲状腺结节每年常规检查，同时 2 个月前刚发现新患糖尿病，2 周前出现黄疸，患者前往医院就诊，应该先向医生说明症状，即 2 个月前发现新患糖尿病，2 周前出现黄疸，并在医生引导下回答相应问题，再介绍自己甲状腺结节、高血压及既往骨折手术等病史。先说明此次就诊最主要的原因，最让你怀疑自己得

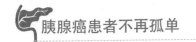

了胰腺癌的症状，医生也会相应地引导你完成整个就诊过程。其次，当患者自己怀疑胰腺癌时，精神会比较紧张，家属陪同就诊，可以有效协助稳定患者情绪，同时在医生提问时协助补充症状及细节，可以更好地完成病情陈述。最后，患者应充分和医生沟通，对于病情、检查、家庭经济情况等顾虑均可以和医生友好、平等、和谐的沟通，既不要不敢向医生提问而让自己心存疑虑影响就诊，也尽量避免不尊重医生的专业知识而影响正常医疗秩序。

6. 如何选择医院？百度可信么？

当有一定的证据强烈怀疑胰腺癌需进行诊断和治疗时，建议选择大型三级甲等医院进行就诊，如果一般情况较好，可选包括肿瘤专科医院在内的大型三级甲等医院，如果患者本身合并有较为严重的心脑血管疾病、器官移植术后、精神疾病及老年患者，更建议选择大型综合性三级甲等医院。患者本身对于各家医院的情况没有任何了解，对于百度上纷杂繁复的信息并没有甄别能力，电视广播报道上我们经常会看到患者被"莆田医院"欺诈并耽误病情，甚至发生重大医疗事故，也说明患者在搜索信息、就诊最初时不能分辨医院的真假、好坏，仅靠百度搜索的结果并不可靠。除了大家耳熟能详的全国顶级医院外，也可选择当地及就近的大学附属医院，省内较顶尖医院。有些患者会疑问，社区医院、城镇医院是否能够治疗，答案是不能。胰腺癌作为"癌中之王"，其诊断复杂，临床上难治、预后较差，尤其是手术治疗对于医生的年资、职称及手术经验、每年手术量有很严苛的要求，才能保证胰腺癌患者得到充分的、正规的治疗以获得最好的治疗结果。

7. 患了胰腺癌，会告诉患者实情么？

无论是患者或家属都应该知道，患者对于自己的病情有知情权，此权利受法律保护，医生有义务告知患者本人其疾病情况，对病情分析及诊断进行充分交代。但是，法理不外乎人情，大多数家属出于保护患者的目的会要求医生不向患者进行病情交代。家属是否告知患者实情，更多是出于精神上的考虑，担心患者了解病情后，遭受严重打击，对治疗失去信心，不能鼓起勇气对抗疾病，尤其是胰腺癌的预后非常差，生存期较短，会使患者不能正确面对疾病和治疗。如何把握，是否向患者交代病情，需要家属与医生共同合作，尽力做到尊重患者知情权的同时深切关怀患者，获得最大生存期的同时照顾患者的精神世界。

8. 患了胰腺癌，患者如何配合治疗？

胰腺癌由于起病隐匿，症状不典型，当确诊时已有 80% 患者出现癌症消耗引起的营养不良，甚至恶液质的情况，其本质进一步削减了患者对于手术治疗、化学治疗的承受能力；50% 的患者在初次诊断时已经出现转移，5 年生存率不足 10%，可以说胰腺癌的诊断和治疗是争分夺秒的，所以患者及家属的积极配合至关重要。患者首先应该积极面对治疗，明确只有积极治疗才能获得更好的生存，不要讳疾忌医；当怀疑病情的诊治时，可以考虑向更高一级医院寻求帮助，但也曾经有患者在几家顶级医院间不停地辗转就诊却不治疗，这种情况表面上看是患者及家属对病情诊治的不认可，其本质是不面对、不接受患有胰腺癌这一现实，期待在就诊过程中有奇迹出现，此时需要患者家属及时介入，协助患者正确认识疾病，积极接受治疗。需要特别指

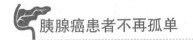

出，胰腺癌的治疗，包括手术切除、化学治疗、新辅助治疗、介入治疗都会有相应的并发症，严重者可能危及生命，要对治疗手段引起的并发症及不良反应与医生进行充分沟通了解，做好充分的心理准备。除了患者充分配合治疗，患者家属也应该认识到疾病的危害，从我做起，定期体检，对于任何疾病都要做到早发现早治疗。

9. 什么是胰腺癌？多学科联合门诊、MDT 是什么意思？

胰腺癌的治疗包括手术、化疗、放疗等，单一的学科或治疗无法进一步提高胰腺癌患者的整体诊疗效果，所以多学科综合治疗（Multi-disciplinary treatment，MDT）被引入胰腺癌的治疗并已经成为众多恶性肿瘤治疗的主要模式，也是胰腺癌个体化治疗的延伸和发展方向。MDT 通过多学科的共同参与，发挥各学科的优势，解决患者在诊断和治疗中的难题，制定最合理的治疗方案，起到 1+1>2 的效果，同时可以动态评估胰腺癌的治疗效果，及时根据患者情况和治疗进展调整方案，改善治疗。

MDT 是以患者为中心（图 2-5），在既往治疗的经验与证据基础上使患者得到最大化的治疗获益。在未引进 MDT 之前，往往只有危重症患者才会有多学科会诊，其会诊多为临时召集的一次性会诊，参与人员随机，也未对治疗规律及经验进行统计，医生也很难系统性的从这样的会诊中总结规律。目前的 MDT 一般具有 3 固定：固定地点、固定时间、固定人员。胰腺癌 MDT 主要参与科室：外科、肿瘤内科、放疗科、影像诊断科、病理科、内镜科和介入治疗科等，实行首席专家带领下的团队制度。辅助参与科室：营养科、中医科、护理、临床药师等专业人员，应以中、高级职称医师为主（表 2-1）。

多学科诊疗模式（MDT）

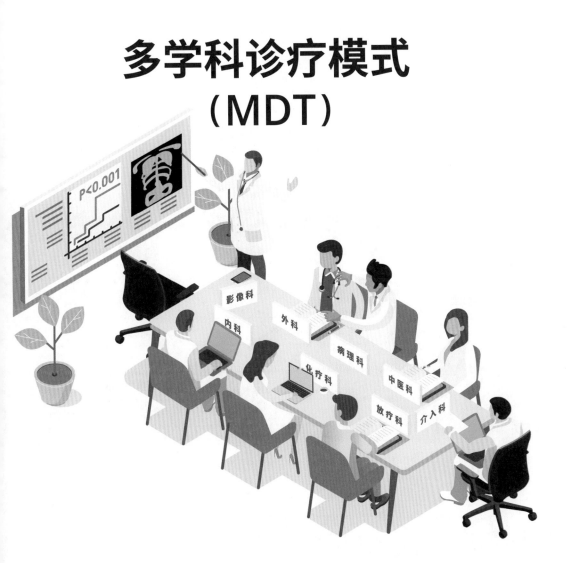

图 2-5 MDT 以患者为中心多学科综合治疗

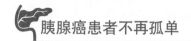

表 2-1 胰腺癌 MDT 的相关科室及任务

一级学科	二级学科	三级学科	主要任务
外科学	普外科	胰腺外科	手术 随诊
内科学		肿瘤内科	化疗 随诊
	内分泌科		血糖控制等
	消化内科		保肝及对症治疗
	营养科		营养支持治疗
麻醉学			手术麻醉 疼痛治疗
肿瘤学		放射治疗科	放射治疗
影像学	影像诊断科	超声	诊断及疗效评价
		CT	诊断及疗效评价
		MRI	诊断及疗效评价
		PET-CT	诊断及疗效评价
		其他	诊断及疗效评价
病理学	肿瘤病理		组织学诊断
	细胞学		细胞学诊断

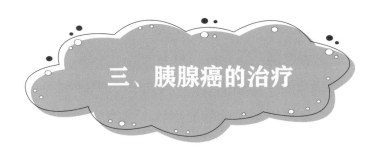

三、胰腺癌的治疗

1. 胰腺癌治疗的概况及原则

目前，手术切除是胰腺癌患者获得治愈机会和长期生存的唯一有效方法。由于胰腺癌起病隐匿、侵袭性强，患者往往在确诊时肿瘤已经无法全部切除或出现远处转移，从而错过手术治疗的最佳时机。仅有约 20% 的患者能够在确诊后有条件行手术切除治疗，约 80% 的患者一经发现就已是中晚期，其中有 10% 的患者在行新辅助化疗后可接受手术治疗。即使行手术治疗，也有超 80% 的术后患者在 2 年内复发。复发性胰腺癌缺少有效的综合治疗方案，大多数患者只能接受化学治疗及支持治疗来延长生存期、缓解症状[5]。

目前胰腺癌最有效的治疗方法是外科手术治疗，但是还需要多学科协作，提出最适宜患者的综合治疗方案，如影像诊断科、肿瘤内科、肿瘤外科、放疗科、消化内科、病理科、营养科等多科室医生联合会诊制订治疗方案。可切除的胰腺癌应该力争手术切除，依据术后病理酌情辅助治疗。不可切除的胰腺癌在放疗、化疗前应有组织细胞学依据。任何期别的胰腺癌均需给予最佳的支持治疗，包括营养支持、解除梗阻性黄疸等。姑息治疗是中晚期胰腺癌治疗的手段之一，而且应贯穿于整个过程中[6]。

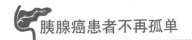

2. 胰腺癌的治疗分组

根据胰腺癌患者疾病严重程度，可分为以下 4 组：

（1）可切除胰腺癌：是指通过影像学检查，判断肿瘤可切除的标准是无远处转移，未浸润主干动脉及静脉。这类胰腺癌可以行胰腺癌根治术。

（2）临界可切除胰腺癌：是指胰腺组织的癌变范围介于可切除与不可切除胰腺癌之间，经临床医生判断虽累及重要血管，但可切除重建血管。

（3）局部进展期胰腺癌：是指肿瘤局限于胰腺及其周围，因与周围血管或脏器牵连紧密，故无法完全手术切除。对于身体素质好的患者，可以行转化治疗，待肿瘤缩小争取手术机会。

（4）转移胰腺癌：是指已经出现远处转移的胰腺癌，此时一般需要根据患者身体情况酌情制定方案。

3. 胰腺癌的手术治疗

3.1 胰腺肿瘤在什么情况下是可切除的

早中期胰腺癌患者在解剖学评价为可切除的基础上，满足以下情况可以行根治性手术治疗：CA19-9 ≤ 500 kU/L；无局部淋巴结转移；体能状态（PS）评分 < 2 分。往往这个时候胃、脾、结肠，以及临近的大血管没有被癌细胞侵袭，用手术的方法把有癌的胰腺和周围组织一起全部切除，就可以达到完全切除肿瘤的根治效果，这也是外科手术的优势所在。同时可以辅助放疗、化疗等以期减少复发。

经常会有患者问，胰腺癌手术为什么会同时切除 5～6 个不同器官，其原因在于胰腺癌位置特殊，会累及周围多个脏器，为了达到清除效果，这些邻近器官和组织也需要被切除，达到根治目的。如胰头癌，属于胰腺的头颈部或其邻近区域的癌肿，由于该部位有多个脏器交汇，手术时往往要多器官一起切除，完成切除后还需要三个吻合重建三条路，称之为胰十二指肠切除术。这是普外科最复杂、最巅峰的手术之一。由于胰头、胆总管下段、十二指肠三者形成一个整体的"C"形结构，就像一个完整的零部件，无法拆卸或修理，所以该手术的切除范围包括整个胰头、胆总管中下段、胆囊、十二指肠、部分胃和部分小肠。如果需要还得进一步扩大手术范围。胰十二指肠切除术涉及器管多、创伤大、较其他手术风险高，但经过很长时间的发展和改良，并发症发生率相对较低，是目前胰腺癌切除的经典手术方式（图 2-6）。

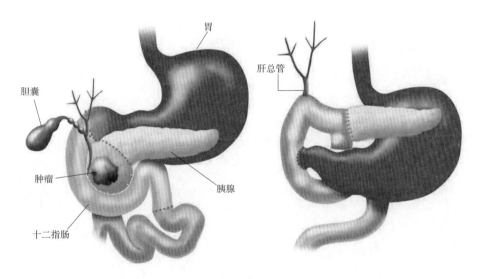

图 2-6　胰十二指肠切除术（灰色为切除部分）

胰尾癌，生长在胰体尾部的肿瘤，行根治术时为了彻底清除病灶，需切除整个胰体尾部和与之相邻的脾脏，即"胰体尾脾切除术"（图 2-7）。

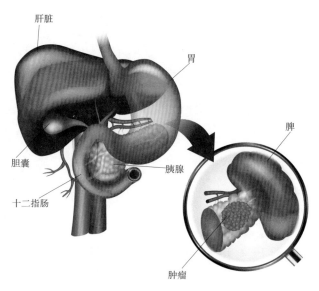

图 2-7 胰体尾脾切除术

3.2 可切除胰腺癌有哪些手术治疗手段

目前胰腺癌有三种手术治疗方式，分别是传统的外科手术、达芬奇机器人手术、腹腔镜手术。外科手术是基础，腹腔镜手术是微创治疗的发展，机器人手术则是腹腔镜下手术的进一步优化，三者各有优势，下面给您详细阐述。

胰腺癌中传统外科手术指的是胰腺癌的根治手术和扩大根治术，其中胰腺癌的根治术包括胰、十二指肠切除术和胰体尾切除术，以及清扫相关部位的淋巴结。扩大根治术是在根治术的基础上，扩大手术切除范围。以上两种手术具有确切的治疗效果，但由于切除范围大，手术过程复杂，也具有比较大的风险，同时较多发生出血等手术并发症，还可能出现术中死亡。

（1）胰十二指肠切除术：是胰头良恶性肿瘤最常见的一种手术方式，手术切除主要包括胰头及胰腺钩突部、十二指肠、空肠近端约

15 cm、胆囊、胆总管、胃远端及周围淋巴脂肪组织的多脏器联合切除，以及消化道重建，即 Whipple 手术，手术完成切除后还需要重建"三条道路"，也就是完成"三个吻合"，依次是胰肠吻合、胆肠吻合、胃肠吻合。常用手术方式如下：

1）保留幽门的胰十二指肠切除术（pylorus preserving pancreaticoduodenectomy，PPPD）：是胰十二指肠切除术的方式之一，即将幽门和胃保留。幽门是胃和十二指肠的分界线，其作用是将胃内容物节律性排入小肠，防止小肠内容物反流入胃的"阀门"。PPPD 术在胃－十二指肠段保留了正常的消化道结构，保留了完整的幽门，不切除胃窦，食物摄入的胃容积没有因为手术而减少，人体原本的胃排空节律被保留，基本食物消化功能得到极大保存，对于术后营养恢复具有很大好处，可以有效减少术后倾倒综合征。但其术后胃排空障碍的发生率较高，患者术后的胃管保留时间较长。一般具有自限性，通常在一个月左右自然恢复。临床实际中是否可以接受 PPPD 仍需经专业的外科医生进行评估。近年 PPPD 较快地得以普及，其适应证不断扩大，以 PPPD 治疗胰头癌的报告亦逐渐增多。经观察，两种术式对壶腹部癌、胆管下段癌的疗效无明显差别，对胰头癌采用何种术式尚存争议。胰腺癌的手术目标为根治性切除，在能够保证根治性切除（或称 R0[*] 切除）的基础上，考虑到患者术后的生存质量、减少并发症，医生会根据自己的能力，选择 PPPD 术。所以说，术式的选择上首要考虑的是手术安全性、淋巴结清扫范围以癌肿的 R0 切除为准。PPPD 术式在胰头非恶性肿瘤，如大于 2 cm 的胰腺内分泌肿瘤、胰腺导管内乳头状黏液肿瘤等中使用较多，其切除范围可以在术中通过观察肿瘤的位置来决定，但对于胰头癌，其根治性切除范围仍要求胃远端及后腹膜切缘阴性。

---

*：R（resection）表示切除，R0 为切除后显微镜下无残留，R1 为显微镜下有残留，R2 为肉眼可见有肿瘤残留。

2）Whipple 手术：用于胆总管中下段癌、乏特壶腹部周围癌、十二指肠恶性肿瘤、胰腺头部癌早期、严重胰和十二指肠等疾病的手术治疗。影响根治性切除术实施的最重要原因是肿瘤对肠系膜上血管和门静脉的侵犯，此情况主要发生在胰头癌，而胆总管下端、壶腹部、十二指肠来源癌，早期很少侵犯肠系膜血管，故其手术切除率较高。

3）Child 手术：为胰十二指肠切除术的一种，手术步骤与Whipple 手术相同，其区别点主要是胰腺与空肠吻合的方式，是做空肠胰腺吻合而不是胰管空肠吻合，手术的关键步骤是将胰腺断端顺利套入空肠端内而无过分张力。

（2）全胰切除术适应证：通俗来说就是切除整个胰腺。其不良反应较大，临床较少应用。适应证是胰腺多中心的导管癌，不选择胰腺全部切除，不能根治肿瘤，但选择根治之前，还要评估肿瘤有没有远处转移，有没有侵犯肠系膜血管，全胰切除能否根治肿瘤。做了这个手术以后，会给患者带来外分泌方面的影响，患者没有了消化食物的酶，包括各种淀粉酶、脂肪酶、蛋白酶，食物吸收不完全，出现慢性腹泻，以及严重营养不良。另外一个情况是内分泌紊乱，因为没有胰岛素，出现顽固性糖尿病，需要终身注射胰岛素。

（3）腹腔镜手术：是微创手术的一种，胰腺癌是可以经腹腔镜手术治疗的。胰腺癌手术是腹部外科最复杂的手术之一，对很多外科医生来说即使使用传统开腹手术，要完全切除肿瘤，对手术技术要求也是很高的，而且难度很大。腹腔镜下手术又名钥匙孔手术，操作难度更大，但是腹腔镜下手术创伤小、恢复快、住院时间短，得到了患者、家属和医生的青睐。

目前，胰体尾早期癌和胰腺良性肿瘤切除经验比较成熟。对于胰头癌的姑息性手术也应用较多。胰头癌的胰十二指肠切除术也可以在腹腔镜下顺利完成。这个手术难度极大，不仅要在镜下切除肿瘤和清扫淋巴结，还要完成三个吻合，即胰腺空肠吻合、胆管空肠吻合、胃空肠吻合，尤其在胰腺空肠吻合时，有些患者的胰管并不扩张，吻合难度可想而知。腹腔镜下胰腺癌根治术的微创优势很明显，但是与开腹手术相比效果如何呢？腹腔镜下根治术 R0 切除率和生存期与开腹手术无差别，只有手术时间、术后恢复期、部分并发症方面要优于开腹手术，术中失血与输血比例也要低于开腹手术，关键在于需要由技术过硬的手术团队进行操作。

在做腹腔镜手术的时候，由于手术位置有可能会出现出血，可以使用钛夹止血及夹闭一些组织，一般情况下手术以后都不能再次取出，会被周围的组织逐渐包绕。一般情况下患者不会有不适感觉，对患者生活也不会有影响，但是也不能够自行吸收。做磁共振检查前需要向放射科医生说明体内有钛夹（目前临床上用的钛夹已不影响核磁共振检查）。

（4）达芬奇机器人手术：是指主刀医生坐在控制台上远程控制，患者腹壁上通过穿刺孔置入几个机器手臂，完成同步胰腺癌手术，是腹腔镜手术的高阶升级版。目前只有部分医院可以进行此项手术，如上海交通大学医学院附属瑞金医院、广东省人民医院、中山大学肿瘤防治中心等顶级医院，且手术费用比较贵。达芬奇机器人手术和腹腔镜手术都属于微创手术，其具有以下特点 [7]。

1）精确性：机器人手术和传统外科手术的优点都是视野开阔，机器人手术看到的是三维空间，所以保证了手术的准确性。腹腔镜看到的只是一个二维平面。

2）放大倍数：机器人和腹腔镜的视野都是放大的，机器人最多可以放大 10 倍，细小的血管也能清晰的显现，可以避免医生因视力、角度问题影响手术效果。传统手术是真实视野不能放大。

3）操作灵活：传统手术中医生的手在腹腔内操作，范围、空间都是有限的，从而影响灵活性。腹腔镜和机器人的"手"非常小，可以360 度旋转。手术过程中医生的手难免会抖动，而机器人就不会发生。

4）医生舒适度：机器人手术时医生可以坐着，传统手术医生只能站着。往往医院中一个医生一天内要安排好几台手术，医生过于疲惫会在一定程度上影响手术质量。

5）康复快：经腹腔镜和机器人手术的患者康复过程和传统手术基本一样，但由于创伤小、微创术后疼痛小，通常要比传统手术患者更早排气和下床，住院时间更短。

3.3 胰腺癌手术切除后生存率如何

手术切除是胰腺癌患者获得治愈机会和长期生存唯一有效的方法，目前国内外意见达成一致。然而，超过 80% 的胰腺癌患者在诊断时就已经失去手术机会。目前中华人民共和国国家卫生健康委员会出台的胰腺癌诊疗规范（2018 版）中明确指出胰腺癌患者可以进行根治性手术切除的指征包括：

➢ 年龄＜ 75 岁，全身状况良好。

➢ 临床分期为 II 期以下的胰腺癌。

➢ 无肝脏转移，无腹水。

➢ 术中探查肿物局限于胰腺内，未侵犯肠系膜门静脉和肠系膜上静脉等重要血管。

➢ 无远处播散和转移。

从以上可知，手术治疗虽然是唯一有效办法，但能进行手术的人群非常有限。近年来新辅助治疗、化疗、放疗的快速发展，单一的手术治疗早已经被整体综合性治疗取代，既往不能手术的患者在新辅助治疗、放疗后也可以争取手术机会。胰腺癌患者预后在中国与西方发达国家相似，5年生存率不到10%。但也有部分患者经过系统有效的治疗能够达到长期存活，所以胰腺癌患者应积极面对，不轻言放弃，与医生一起战胜胰腺癌。

3.4 胰腺癌手术的风险有哪些

胰腺癌手术风险包括

（1）术中出血：胰腺癌手术范围比较广，胰腺周围紧邻各大重要的血管，一旦损伤便会造成周围脏器严重的功能障碍，这些血管在术中分离时易出血。

（2）术后出血：术后出血在24小时以内为急性出血，超过24小时为延时出血。主要包括腹腔出血、消化道出血。腹腔出血主要是由于术中止血不彻底、术中低血压状态下出血点停止的假象或结扎线脱落、电凝痂脱落所致。此外，凝血机制障碍也是出血的原因之一。主要预防方法是术中严密止血、关腹前仔细检查、重要血管缝扎、术前纠正凝血功能。消化道出血是指应激性溃疡出血，多发生在术后3天以上。其防治主要是术前纠正患者营养状况、尽量减轻手术和麻醉的打击，以保守治疗为主。

（3）胰腺癌术后引起胆瘘：原因包括：①胰十二指肠切除术后，胆管空肠缝合欠严密、连续缝合过程中没有持续拉紧缝线，术后吻合口缝线松脱。②切除或胰头部创面缝扎止血过程中可能误伤胰内段胆管。③发生于术后5～7天的胆瘘通常是由于术后营养不良、低蛋白血症导致胆肠吻合口愈合不良。④输入襻肠梗阻也会导致胆肠吻合口破裂，发生胆瘘。引起胆瘘的主要表现症状为胆汁性液体从引流管引出，引流管流出物有时也可伴肠内容物、食物残渣等。量少则几毫升，多者达数千毫升。漏出物量少或能及时经引流管漏出者可表现为局限性腹膜炎，出现右上腹的疼痛、压痛、肌紧张等，但全身反应不明显。如漏出量大或引流不畅伴感染时，可以有弥漫性腹膜炎和严重的全身炎症反应。

（4）胰瘘：胰十二指肠切除后胰管和肠道两种不同组织吻合，其愈合比肠道之间吻合或者胃肠吻合难得多。另外，胰液对蛋白、脂肪等具有一定的消化性、腐蚀性，如果胰液漏出到腹腔内，也就是说到了肠道以外，它对我们人体的正常器官，如血管壁、肠壁、周围的组织也会造成一定的腐蚀性，这种腐蚀性会影响术后的恢复，所以胰肠吻合是相对来讲最容易发生胰瘘的。

（5）胃瘫：在医学上来讲，手术后每天胃液引流量超过 800 ml，而且持续有 10 天以上，称为胃瘫。原因可能与手术切掉腹膜后神经有关，也与手术后其他因素引起胃功能未及时恢复有关。瘫是指瘫痪，就是胃功能出现瘫痪，不工作了，正常情况下胃会蠕动，属于顺序性蠕动，吃进去的东西，随着胃部蠕动往前推移，排进小肠。但是胃功能没有及时恢复的情况下，胃不动，吃进去的东西，包括分泌的胃液不能及时排空，会导致腹胀。

（6）手术切缘阳性而行二次手术。

（7）其他并发症：包括腹腔感染、胆瘘、乳糜漏及术后远期并发症等，如胰酶分泌不足等。

3.5 胰腺癌手术麻醉的风险有哪些

胰腺癌手术一般选择全身麻醉，以满足胰腺癌手术的需求并拮抗创伤所致的应激反应。麻醉风险可能存在于：①误吸、呛咳引起肺炎；②严重心脏并发症；③气道管理及肺保护性通气；④麻醉深度控制，术后谵妄及潜在的远期认知功能损害；⑤术中体温管理；⑥鼻胃管留置、腹腔引流、导尿管留置；⑦患者体液及电解质平衡管理；⑧术后疼痛管理。

近 10 年来，加速康复外科（enhanced recovery after surgery，ERAS）的理念及其路径在我国有了较为迅速的普及和应用。ERAS 以循证医学证据为基础，以减少手术患者的生理及心理的创伤应激反应为目的，通过外科、麻醉、护理、营养等多学科协作，减少患者围手术期间的应激反应及术后并发症，缩短住院时间，促进患者康复。这一优化的临床路径贯穿于住院前、手术前、手术中、手术后、出院后的完整治疗过程，其核心是强调以服务患者为中心的诊疗理念。由于 ERAS 的存在和快速发展，胰腺癌手术和麻醉的风险变得更可控，发生意外的风险也被进一步降低。

注：手术导致的不良反应倾倒综合征：胰十二指肠切除术涉及胃部分切除，倾倒综合征是胃术后常见并发症，由于患者失去幽门正常的生理功能，胃内容物迅速从食道进入十二指肠或空肠，引起的一系列全身或胃肠道症状的综合征。根据症状出现的时间，可分为早期倾倒综合征和晚期倾倒综合征两种。早期倾倒综合征发生在进食后 1 小时，表现为心慌、出冷汗、乏力、面色苍白等短暂血容量不足的相应表现，并伴有恶心、呕吐、腹部绞痛和腹泻。晚期倾倒综合征发生在进食后 1 ~ 3 小时，主要表现为头晕、面色苍白、出冷汗、乏力，脉搏细数。

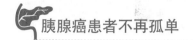

3.6 什么情况下会增加手术风险

对于胰腺癌的患者，手术风险增加既包括一般性外科手术风险增加，也包括胰腺癌患者本身特殊情况导致的手术风险增加：

（1）高龄、心、肺、肝肾功能不全，术后发生心肌梗死、心力衰竭、脑梗、肺部感染、呼吸功能衰竭、肝肾功能衰竭可能性增高。

（2）长期吸烟、饮酒，心肺功能不全会增加手术风险。

（3）合并基础疾病，如缺血性心脏病史、慢性肾脏疾病也会相应增加手术风险。

（4）胰腺癌患者较一般癌症患者营养情况更差，对手术创伤的应激反应承受力降低。

（5）胰头癌的手术风险较胰体尾部癌的高。

（6）肿瘤位置紧贴粗大血管，易引起术中大出血。

（7）门静脉或腔静脉癌栓，术中出现癌栓脱落，从而增加肿瘤播撒风险。且还可能会加重门静脉高压，增加术中、术后出血风险。下腔静脉有癌栓患者，术中可出现癌栓脱落，导致肺栓塞，甚至出现患者死亡。

3.7 肿瘤侵犯门静脉或形成门静脉癌栓的患者能做手术切除么？

当胰腺癌患者合并门静脉侵犯或门静脉形成癌栓时，临床上一般将此评估为不可切除胰腺癌。对于合并胆道及消化道梗阻的门静脉癌栓胰腺癌患者，优先考虑内支架置入解除梗阻。当支架置入失败而患者体能状况尚可时，推荐开展胃－空肠吻合术或胆囊（或胆管）－空肠吻合术。术中探查发现存在门静脉癌栓合并十二指肠梗阻的患者，应行胃－空肠吻合术；对尚未出现十二指肠梗阻、预期生存时间超过3个月的患者，仍建议行预防性胃－空肠吻合术；而对于存在胆道梗阻，或预期可能出现胆道梗阻的患者，建议行胆总管（或肝总管）- 空肠吻合术。

需注意，胰腺癌的可切除性评估一方面取决于肿瘤与血管之间的解剖学关系；另一方面则取决于术者的技术水平，因此，不同的临床诊治中心在评估可切除性的方面可能会存在差异，鼓励临床医生在影像学资料评估的基础上结合肿瘤的生物学特性进行胰腺癌的可切除性评估。

3.8 哪些患者不能做手术切除

（1）肝肾功能不全，有明显黄疸、腹水、恶病质者。

（2）严重心肺功能障碍者，无法耐受手术。

（3）肿瘤侵犯重要血管，或门、腔静脉癌栓者，经评估无法手术或无法从手术中获益者。

（4）有广泛转移者。

（5）凝血功能严重障碍者，从病因学角度分析，如果因为服用抗凝血药导致，经心内科会诊指导用药后，可行手术。如果因为血液疾病、肝硬化、肝脏恶性肿瘤等评估，手术无获益则不建议手术。

（6）年龄＞ 75 岁患者，患者并无强烈意愿强行要求手术者，不建议手术。

3.9 术前服用抗凝血药会影响手术么？

抗凝血药顾名思义是降低血液凝固时间的药物，对于手术有很大影响，术前应停药，待凝血功能恢复正常后进行手术。临床使用频率最高的抗凝血药包括：非肠道用药抗凝血剂（如肝素）、香豆素抗凝血剂类（如华法林）、抗血小板凝集药物（如阿司匹林），以及新型口服抗凝药物（特指新研发上市的口服Ⅹ a 因子和Ⅱ a 直接抑制剂，前者包

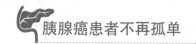

括阿哌沙班、利伐沙班、依度沙班等，后者有达比加群等）。不同种类的抗凝血药由于其半衰期不同，术前需停药的时间也不同（一般阿司匹林、华法林等药物需停药 1 周以上，低分子肝素、利伐沙班等药物停药 24 小时以上方可考虑手术），应在初次诊断时向医生说明服药情况和服药原因。对于不能停药的患者应进行相关科室（如心内科）会诊，以充分保障患者安全度过围手术期。患者本人应充分咨询医生，遵医嘱执行，不要擅自停药导致身体其他疾病控制不良而影响手术。

3.10 术前高血压、糖尿病能否进行手术切除？

高血压、糖尿病作为慢性非传染性疾病，是国内和国际上发病率最高的几类疾病之一，也是手术患者最常见的基础合并症，一般情况下不影响手术。在初次就诊时医生会询问患者是否有高血压、糖尿病，从而开具相应的检查评估这两种疾病的情况，并在术前通过服用降压药、生活干预、胰岛素治疗等方式对此两种疾病进行有效调整，使其处于可接受的安全范围后再进行手术。但需要注意，高血压和糖尿病也可以是其他疾病的症状，而长期患有此两种疾病未治疗也可以导致其他疾病，如嗜铬细胞瘤的症状即为顽固性高血压，长期糖尿病可导致慢性肾病、肾功能不全、肾衰竭，糖尿病本身不影响手术，但肾衰竭则有可能成为手术禁忌证。

3.11 胰腺全部切除后怎么办？

胰腺是人体重要器官，同时具有双重分泌功能，内分泌功能协助调节人体血糖、生长等功能，如胰岛素、胰高血糖素等。外分泌功能则主要调整人体脂肪代谢。胰腺全部切除后既会影响患者的血糖调节，出现腹痛、腹胀、脂肪泻等症状，长此以往则会引起严重营养不良。正常根治性手术不需要切除全部胰腺，临床上也不推荐胰腺全切除的术式。但某些情况下不可避免地会发生全胰腺切除，如术中胰腺严重出血危及生命、胰腺癌引起全胰腺严重炎症无法通过内科治理控制而患者本身情况无法承受外科清创治疗者，总之一句话，只有当病情严重到胰腺必须全切，且全切后的获益超过胰腺全切术带来的负面影响时考虑施行胰腺全切术。胰腺全部切除后可以通过外科门诊、消化内科门诊的胰酶补充治疗来弥补胰腺缺失后的外分泌功能，通过内分泌科门诊调节血糖等胰腺缺失后的内分泌功能不足。

3.12 术中要输血么？输血对肿瘤的影响？

胰腺手术，尤其是肿瘤位于胰头的胰十二指肠切除是腹腔脏器除肝移植以外最大的手术，虽然外科治疗手段已经非常成熟，但以患者为中心，保证手术安全的角度考量，手术中常规会备输血。血液是珍贵资源，输血操作也有可能会产生一定的不良反应，在术前患者谈话中医生会向患者及家属仔细介绍，并需要征求患者及家属签字同意、经过配型后方可进行输血准备，并会根据术中情况严格把控输血指标后进行输血。输血本身对肿瘤无影响。

3.13 影响胰腺癌手术切除效果的因素？

影响胰腺癌手术切除效果的主要因素有以下几点：

（1）术后病变是否有残留：术前充分的检查评估是必须的，对于判定肿瘤能否行手术切除必不可少。但是 CT、MRI、PET-CT 等影像学检查并不能发现所有病变，部分患者术前评估有根治性手术机会，但是术中探查时发现有多发转移，手术切除无法达到根治效果，也就是这部分患者往往只能行姑息性手术或者直接放弃手术。

（2）切缘是否充足：胰腺癌根治性手术对各切缘都有要求，一般对肿瘤切缘采用欧洲的 "1 mm" 原则，也就是切缘周围 1 mm 以上无肿瘤才能算 R0 切除（完整切除），否则只能算 R1 切除（显微镜下残留），这将严重影响患者预后。

（3）血管侵犯情况：胰腺癌包绕主要大血管，联合血管切除的胰腺癌手术有较大风险。联合静脉切除如果能达到 R0 切除，其预后和没有血管侵犯的相当。联合动脉切除并不能改善患者预后。

（4）是否行新辅助化疗（手术前的化疗）：部分有高危因素（包括非常高的 CA19-9、原发肿瘤巨大、较大的局域淋巴结转移、严重的体重降低或疼痛）的临界可切除胰腺癌患者通过新辅助化疗如果能有效降低肿瘤负荷，再行根治性手术将会显著提高生存。

（5）是否行辅助化疗（手术后化疗）：大部分胰腺癌患者辅助化疗有明确疗效，可防止或延缓肿瘤复发、提高术后生存率，一般推荐在术后 12 周内开始化疗。

> 注意：手术切缘术中切除组织送冰冻，如果阳性则会扩大切除范围再送冰冻。虽然目前术前检测手段已经非常先进和全面，但术中探查时肉眼可见的肿瘤情况与术前检测不同，如肉眼可见的腹膜上癌转移灶、肝转移灶，则需立即终止手术；由于胰腺癌引起的胰腺周围炎症广泛、粘连较重，肿瘤侵犯范围较大，无法行根治性手术，此时医生会立即与患者家属谈话，考虑是否行姑息性手术，或立即停止手术转化学治疗等。

3.14 手术后多长时间可以进食？多久可以下床活动？

包括胰腺癌手术在内的消化系统手术在术后均需要禁食，通过肠道外营养补充剂给予静脉补充营养，一般术后 5 ～ 7 天后根据医嘱逐渐恢复饮食。腹腔镜手术后 2 ～ 3 天即可下床活动，鼓励患者在术后早期下床进行小幅度、低强度的活动，减少术后粘连。开腹手术则不同于腹腔镜手术，需术后 4 ～ 5 天下床活动，防止由于过早下床活动增加腹腔压力而不利于伤口愈合。

3.15 手术后会复发么？复发率？影响复发的因素？

随着医学界对癌症的深入研究，国内外已经一致认定癌症是一种全身性疾病，有效的治疗可以帮助患者最大程度上减少癌症复发，但不能完全避免。胰腺癌术前依据影像学检查结果可将肿瘤分为可切除、可能切除和不可切除 3 类而制定具体治疗方案，根治性切除术肿瘤复发率最低，但此部分患者只占整体胰腺癌患者的 15% ～ 20%，其 5 年生存率可达到 40%。肿瘤复发包括原位复发性、远处转移复发 2 种，术前新辅助治疗及术后化疗、放疗等手段可以帮助进一步遏制术后复发，如以吉西他滨为基础的化疗方案中：①吉西他滨单药治疗晚期胰腺癌，结果临床获益率可达到 23.8%，中位生存期可达 5.7 个月，1 年生存率为 18%，显著优于氟尿嘧啶，成为晚期胰腺癌的标准化疗方案。②吉西他滨联合白蛋白结合型紫杉醇（Nab-P）可显著延长患者中位总生存期达 6.7 ～ 8.5 个月，此办法是一般状况较好的晚期胰腺癌的治疗首选。综上可知，胰腺癌手术后的继续治疗已经不是选项，想要减少复发，后续治疗是必需的。而主要影响复发的因素包括胰腺癌病理类型、患者身体情况能否承受后续治疗。

3.16 手术后需要继续治疗么？

目前胰腺癌在初次诊断时已有 80% 患者已经发生转移，大多数患者手术后需要进一步的治疗，包括化疗、放疗、免疫治疗、生物治疗，以及营养支持及疼痛治疗等对症治疗，局部治疗手段（如立体定向放

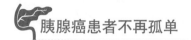

疗、纳米刀消融治疗、放射粒子植入等），以及抗肿瘤药物（如吉西他滨、纳米白蛋白结合型紫杉醇、替吉奥、卡培他滨、伊立替康、奥沙利铂、尼妥珠单抗等）的应用等，为胰腺癌的治疗带来了机遇和进步。辅助化疗方案推荐以吉西他滨或氟尿嘧啶类药物为主的单药治疗。体能状态良好的患者，建议联合化疗。术后体能状态恢复较好的患者，辅助化疗起始时间尽可能控制在术后 8 周内，疗程达到 6 个及以上。

3.17 胰腺肿瘤如果侵犯了血管要怎么办

胰腺的位置特殊，周围有许多动静脉血管，肿瘤很容易侵犯到血管。局部进展期胰腺癌，如果侵犯的是动脉，往往提示有后腹膜的转移，不易行根治性切除手术，只可行姑息性手术治疗。但对仅有静脉受累的患者，累及门静脉和（或）肠系膜上静脉可采用血管置换术，使传统概念上无法切除的肿瘤达到完整切除的目的，从而有效提高了胰腺癌的根治性切除率。胰腺癌血管置换主要包括人工血管、自体血管、异体血管置换，其中人工血管主要由高分子材料合成，其优点在于可批量生产、来源丰富，但存在费用高、生物相容性差、血管内血栓及手术感染发生率较高等不足。自体血管常选择颈内静脉、大隐静脉、股浅静脉、肾静脉及脾静脉等，具有血栓形成低、不会产生免疫排斥反应等优点，但在一定程度上容易增加手术创伤。异体血管置换在术前可适当修剪整形，使之更加匹配置换，助于促进内脏功能顺利恢复和器官的顺利灌注，减少了取用自体血管的手术损伤，从而预防疼痛、下肢水肿等并发症发生。与人工材料相比，异体血管置换更符合生理特点，且免疫排斥较弱，具有无需终身抗凝、抗感染效果好等优点[8]。

3.18 胰体尾癌一定要切除脾脏吗

多数胰体尾癌患者手术切除包括胰体尾、脾脏、腹主动脉周围、肠系膜根部淋巴结和腹主动脉前的淋巴组织、结缔组织。但是胰体尾＋脾切除术术后并发症（尤其感染性并发症）的发生与脾脏切除有一定关系。因为脾脏除了储血、免疫功能外还有过滤血液的功能，主要是通过脾内的巨噬细胞吞噬清除血中的细菌、异物等。因此在符合胰腺癌切除条件允许下有必要保留脾脏。早期胰体尾癌并未累及脾血管、脾门和脾脏时可以考虑行保脾胰体尾切除术。保留脾脏的胰体尾切除术是仅切除胰体尾，保留脾脏。由于脾脏血管紧贴胰腺，术中很容易损伤血管，造成大出血，导致保脾失败。目前借助机器人和腹腔镜的精细操作及视野放大的优势，达到只切除胰腺而完整保留脾脏的效果，从而大大改善了患者术后生活质量和心理负担[9]。

3.19 胰腺癌手术前后你要关注的重点

3.19.1 术前注意项

由于胰腺癌患者常常有黄疸、消瘦、贫血、营养不良，加上肝功能障碍，还有易出血的状况，这种情况下手术是很危险的，所以在手术前要做好充分的准备。下面说一下胰腺癌患者手术前需要做好哪些准备[10]。

（1）加强营养：胰腺癌患者如果有十二指肠梗阻，吃下去的食物就不能通畅的进入肠道，再就是胰腺癌患者分泌胰液少，吃进的食物难以消化。因此胰腺癌患者食用的少，消耗却很大，从而导致消瘦等营养不良症状。吃又吃不进去，那么只能静脉输注营养液加强营养了，如葡萄糖、氨基酸、脂肪乳之类。当患者有贫血时，输血不但可以改善贫血，还可以因为输入具有凝血功能的蛋白质，使出血得到改

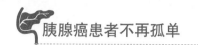

善。因此，加强营养可以增强患者的抵抗力，也有助于术后刀口的愈合。

（2）减轻黄疸：黄疸对肝脏有损害，由于胆汁流通不畅会产生细菌感染，所以手术前要胆道穿刺引流，将胆汁排出体外，减轻黄疸。

（3）保肝治疗：胰腺癌患者往往出现肝功能受损，因此术前要保肝治疗，恢复肝功能。

（4）预防感染：因为胰腺癌患者体质差，术前术后都容易感染，可以用抗生素预防和治疗现存感染。

（5）针对慢性病的治疗，如糖尿病患者，给予血糖药物治疗，调整血糖。高血压患者也要用药物控制好血压，必要时做术前评估。

（6）全面检查：患者手术前都应进行全面检查，了解患者的身体状况、疾病情况、手术耐受能力。检查一般包括常规的检查，如血液常规、血型、尿便常规、心电图、胸部 X 线片、心脏彩超、肺功能、肝肾功能、血液电解质、生化全套、血糖、凝血功能，以及相关病原学检查，专科检查，如影像学检查、腹腔镜检查、相关肿瘤标志物检查、细胞学检查、肿瘤组织活检等病理学检查，所有这些都是为了更好地完成手术。

（7）禁食禁水：患者术前都应该禁食禁水，避免胃内容物在术中、术后发生呕吐，误吸入呼吸道导致呼吸道阻塞或吸入性肺炎。成人一般在术前 8 ～ 12 小时禁食，保证胃的彻底排空。如果术前禁食禁水时间不够或禁食期间瞒着医生进食、水，是需要取消手术的。因为术中误吸后果很严重，甚至可能导致窒息死亡。

（8）呼吸道准备：手术后患者因为伤口疼痛不敢咳嗽、咳痰，导致呼吸道分泌物积聚，降低了肺的通气量，加重气道阻塞，造成肺不张，呼吸道也容易感染导致肺炎。因此，术前 1 ~ 2 周要禁烟，减少上呼吸道的分泌物。

（9）区域皮肤准备：目的是预防手术后切口感染。通常在手术前一天护士会给患者行皮肤准备，除去患者手术区域的污垢及微生物。一般以切口为中心，半径 20 cm 以上的范围做清洁。此外，手术前一天应该给患者修剪指甲、剃须、清洁口腔、洗澡。

3.19.2 术后患者家属如何护理

由于手术给患者身心带来巨大的创伤，家属这时候积极有效的护理能帮助患者尽早恢复。胰腺癌手术后患者家属该如何护理呢？以下给您详细讲述。

（1）术后去枕平卧，保持呼吸道的通畅。如果发生舌后坠（舌后坠是指在仰卧的时候舌体向后移动，堵塞住咽腔，引起呼吸不畅，出现打鼾的症状）的现象，立即托起下颌，将舌头拉出，并立即通知医生。6 小时后应半卧位，既有利于各管道引流通畅，又能减轻伤口的疼痛。辅助患者有效咳嗽，以利于痰液的排出，痰液难以排出者可行雾化吸入治疗。予以按时翻身拍背，预防压疮，帮助患者在床上活动四肢。病情允许时可协助其下床活动，循序渐进增加活动量及范围。这样有利于肠道功能的恢复，预防肠粘连及肺部感染，促进伤口的愈合。卧床期间按摩下肢，以促进血液循环，预防血栓形成，帮助患者尽早下床活动，有效预防了肠粘连、压疮及肺部感染的发生。

（2）引流管的观察及护理：术后患者腹部一般会留置腹腔双套管、盆腔引流管、胃管和导尿管。应保持各引流管引流通畅，定时挤捏，勿折叠扭曲和压迫管道。保持引流袋的位置要低于引流口平面，以防引流液逆流造成感染。翻身活动时注意保护管道，防止牵拉引起脱出。准确观察引流液量，帮助护士记录。及时提醒护士更换引流袋，避免感染。每天口腔清洁 2 次。警惕引流管引流液的颜色及性状发生改变，并及时告知医护人员。拔管后嘱患者卧床休息，观察有无局部出血，如有渗液、渗血时通知医护人员处理。患者家属要明白引流管道的重要性，确保管道固定引流通畅，无脱落、自行拔出现象。

（3）病情观察：严密监测生命体征，监测 24 小时液体出入量（入量：经静脉补液量＋饮食量＋饮水量；出量：大小便量＋呕吐物量＋各个引流管引流液体量），观察伤口敷料有无渗血渗液。有渗出时，应及时通知医护人员更换敷料。密切观察患者腹部体征，了解患者有无腹痛、腹胀等不适情况。严密观察病情变化，常与患者沟通，满足患者的需要，减轻患者心理负担。及时发现病情变化，有效减轻患者的痛苦。

（4）饮食护理：患者在禁食期间给予肠内、肠外营养支持，直到拔除胃管、鼻空肠管后开始进食流质饮食，如菜汤，逐步过渡到半流质、软食、普食。家属应注意给患者少食多餐，高蛋白、高热量、低脂、清淡易消化饮食，从而促进胃肠功能及所有消化器官功能的恢复。

（5）如果患者出现引流管内血性引流液在短时间内突然增多，出现呕血、便血、腹痛、脉速变化、血压下降等，就代表有出血表现，应立即通知医生。

（6）如患者出现发热，引流液变为混浊或脓性液体，代表发生感染。应加强营养支持，保持各引流管的充分引流，遵医嘱合理使用抗生素。

（7）术后 1 周左右，如果患者出现呼吸急促，伴腹痛、腹胀、高热，腹腔引流管引流出无色水样液体量增加，且留取的引流液标本淀粉酶含量升高至上限值的 3 倍时，要警惕胰瘘的发生。预防措施：遵医嘱静脉泵入生长抑素，减少胰腺的外分泌，保护胰腺细胞。每日或隔日监测腹腔引流液淀粉酶的含量。术后 1 周超声检查左右上腹部有无积液。处理措施：取半卧位，调整引流管或负压吸引，保持引流通畅。严密观察引流液的颜色、性状和量。加强营养支持，维持水电解质平衡。胰液含有多种消化酶，容易腐蚀周围的皮肤，所以在引流管口周围皮肤涂氧化锌软膏以保护皮肤。嘱其禁食禁饮，加强肠内、肠外营养支持。提醒护士及时更换有渗液的敷料。

（8）患者在术后 5 ～ 7 天容易发生胆瘘，表现为发热、右上腹痛、腹膜刺激征、腹腔引流管或腹壁伤口溢出胆汁样液体。应保持引流管引流通畅，定时挤压，注意引流液量、性状的变化。密切观察引流管周围有无渗液，及时告知医生更换引流管口敷料，保持干燥，涂氧化锌软膏或用凡士林纱条保护引流口周围皮肤，预防皮肤发生糜烂及湿疹。加强营养，维持水电解质平衡。

3.20 手术前为什么需要新辅助治疗

新辅助治疗是针对恶性肿瘤的一种辅助治疗方法，主要指的是手术前的一些治疗方法，一般情况下，包括手术前放疗、化疗和介入治疗等。

新辅助化疗是指肿瘤根治性切除术前所做的全身化疗。转化治疗是指对术前评估为不可切除的局限晚期肿瘤患者，为行根治性切除术而在术前进行的全身化疗，即肿瘤原本难以手术，需通过化疗干预使肿瘤降期后才可手术。我们知道手术治疗只能切除局部的主要肿瘤，其他一些小的肿瘤病灶不可能切除干净，如果我们把小的肿瘤病灶先消灭，再来把主要的肿瘤切除，是不是就可以根治性切除了呢！由此

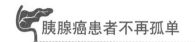

医学家们就发明了新辅助治疗。这样体内小的肿瘤病灶被杀灭，大的肿瘤相对变小，再用手术就相对容易切除了。

胰腺癌新辅助化疗可以作为术前重要的治疗手段，其可以缩小肿瘤的体积，降低胰腺癌分期，增加可切除胰腺癌的比例。

新辅助化疗常用方案：① FOLFIRINOX（四药联合：亚叶酸钙＋氟尿嘧啶＋伊立替康＋奥沙利铂）。②吉西他滨＋白蛋白结合型紫杉醇。③吉西他滨＋替吉奥。④吉西他滨联合局部放射治疗。

局限晚期胰腺癌不但肿瘤体积偏大，还侵犯周围组织和血管，已经失去了手术彻底切除的机会。但如果肿瘤能够再缩小一点，退缩并放开侵及的组织和血管，那么手术切除就有机会，故转化治疗给了这些患者希望。

新辅助放疗是胰腺癌手术前进行的通过射线杀死肿瘤细胞的治疗，其在胰腺癌的综合治疗中占有比较重要的作用。术前放疗可以缩小肿瘤体积，提高手术切除率。但是可切除胰腺癌一般不建议行新辅助放疗，其会造成腹腔粘连，增加手术操作难度。交界性可切除胰腺癌适宜行新辅助放疗[11]。现在主流的放疗技术包括立体定向放射治疗（stereotactic body radiation therapy，SBRT）、三维适形放疗（Three-dimensional conformal radiotherapy，3DCRT）、调强适形放疗（intensity-modulated radiotherapy，IMRT）、伽马刀和射波刀[6]。

3.21 做完手术不算完，还需辅助治疗

辅助治疗是指手术后进行的放疗或者化疗。辅助治疗能大大降低肿瘤细胞活性，减少手术中肿瘤细胞的种植概率。辅助治疗包括术后辅助化疗和术后辅助放疗。

（1）辅助化疗是指肿瘤患者经过局部有效的治疗，如手术、介入、放疗后所接受的全身化疗。临床上认为所有接受胰腺癌根治手术的患者均需要进行术后辅助化疗。

术后辅助化疗能减少复发，即使是根治性手术，也只能最大限度地消除手术视野中的肿瘤，那些可能残存的病灶或手术操作中遗留的肿瘤细胞，都可能成为肿瘤复发的种子。化疗可以杀灭这部分肿瘤细胞，减少复发的可能性。只有约20%的胰腺癌患者有根治切除的机会，其中又有约80%的患者可能在术后局部复发。因此术后辅助治疗尤为关键。

术后辅助化疗还可以避免转移。虽然肿瘤患者术前做过影像学检查，评估过转移情况，但身体各处的微小转移灶并不是目前影像学检查能发现的，所以术后化疗的全面清剿不可或缺。

目前认为术后化疗比术后放疗更加有治疗优势。而且随着新化疗药物问世、新化疗方案的应用，生存优势会越来越显现。术后患者免疫力下降，而且可能存在癌细胞残留，这些都可能导致肿瘤在术后出现大爆发，所以在条件允许情况下，术后化疗应该尽早开始。对于术后短时间内无法恢复体力的患者，放宽时间也不宜超过8周。

（2）辅助放疗：胰腺癌术后给予肿瘤切除部位及相应淋巴结引流区放疗，可降低局部复发风险，但现有研究结果的不一致性导致辅助放疗一直是学界争论的焦点。放疗对大多数胰腺癌患者而言是一种局部的姑息治疗。另外，局部晚期胰腺癌且无手术机会者、晚期胰腺癌的镇痛者、因身体不能耐受或不愿意手术的可切除胰腺癌患者适宜行辅助放疗。

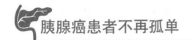

4. 胰腺癌晚期或发生转移该怎么治疗？

随着医疗技术的发展，晚期胰腺癌的治疗手段越来越多。很多情况下，通过化疗、手术、放疗、中医、靶向和免疫治疗等协同治疗可以在一定程度上遏制肿瘤的发展，提高患者生活质量。有时为了缓解症状，也可以进行一些姑息性手术，如梗阻性黄疸可行肠管空肠吻合术来减轻黄疸，或腹腔镜下放置支架，从而缓解梗阻。对于晚期无法手术的患者，应该通过活检取得肿瘤组织做病理学检查，以明确诊断后，进一步行个体化的抗肿瘤治疗。抗肿瘤治疗配合缓解症状的对症治疗可以提高患者的生活质量，尽可能地延长生存时间，使患者受益。

4.1 临床治疗此类患者的原则

胰腺癌晚期或发生转移的患者在放疗和化疗前应有组织细胞学依据，给予最佳的支持治疗，包括营养支持（膳食调理、肠内外营养支持等），解除梗阻性黄疸、止痛等对症治疗，姑息性治疗也是主要手段之一，贯穿胰腺癌治疗的全过程。

4.2 临床是如何评估患者的体能状态

身体状况的好坏影响患者对治疗的承受能力，无论是手术、化疗和放疗，在杀死肿瘤细胞时对机体都有一定程度的损伤。身体情况较好的患者对这种损伤有更好的耐受力，能较好地完成治疗，身体较差的患者，即使放化疗有效但身体原因不能承受就会对治疗产生很大的影响。

对患者身体状况的评估，医生有专门的标准，即 Karnofsky 评分，常称卡氏评分，满分为 100 分表示健康，0 分为死亡，每 10 分为一个标准，依次表示不同的体能状况。得分越多，一般健康情况就越好。可以让医生为您的身体打个分，根据得分来制定一个适合自己的健康计划，从而提升体能来应对肿瘤的挑战，具体评分标准如表 2-2 所示 [4]。

表 2-2 Karnofsky 评分

得分	评估内容
100 分	为正常人，没有不舒服的症状，也没有不正常的样子
90 分	人能进行正常的工作生活，但稍稍有不舒服的症状或不正常的样子
80 分	有一些不舒服的症状，但能勉强进行正常的活动
70 分	由于症状较重，所以不能参加正常的工作和生活，但能吃饭、穿衣，大小便等可以自己完成
60 分	这时症状更重一些了，一般的生活也不太行了，所以有时候需要别人帮助一下
50 分	这时，一般的生活不行了，吃饭要别人端了，穿衣服也要别人帮助了，大小便要人扶了。白天超过一半的时间躺在床上
40 分	生活不能自理，需特别照顾，也就是吃饭靠人喂，衣服靠人穿了
30 分	生活严重不能自理，只能躺在床上，大小便也失控了
20 分	病情很严重，需要到医院里进行积极治疗
10 分	病情危重，随时有死亡危险
0 分	患者死亡

4.3 常用的化疗方案有哪些

每个患者的病情不一样，治疗方案也不同。化疗药对恶性肿瘤有很好的治疗作用但也具有很强的不良反应，而且每一种化疗药都有自己的特点，各种化疗药之间存在协同和拮抗的作用。多种化疗药一起用，有的效果很好，有的不但不见效反而对身体的害处很大。第一次化疗时采用的化疗方案叫一线化疗，这个化疗方案往往是经过长期的临床研究显示对大多数患者来说疗效最好的，且能够重复治疗的方法，不良反应相对可以接受，价格也可以接受，性价比最高的化疗方案。但没有一个药物或治疗方法是永远有效的，经过几个周期的一线

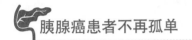

治疗后，如果不管用就得换另一种化疗方案，即二线化疗。50% 以上的患者一线化疗失败后仍可耐受二线化疗，并且从中获益。经过大量的临床实践，总结出了一些有效的单药或多药联合的治疗方案，以下是常用的化疗方案。

（1）可切除胰腺癌：体能状态良好者可选用吉西他滨联合白蛋白紫杉醇、FOLFIRINOX（奥沙利铂＋伊立替康＋亚叶酸钙＋5-FU）、吉西他滨单药、替吉奥单药，体能状态较差者可选用吉西他滨单药、氟尿嘧啶类药物。

（2）交界性可切除胰腺癌：术前新辅助治疗推荐 FOLFIRINOX 方案，吉西他滨＋白蛋白结合型紫杉醇、吉西他滨＋替吉奥、吉西他滨为基础的新辅助放化疗方案。

（3）局部进展期胰腺癌：推荐单药吉西他滨、单药氟尿嘧啶类（5-FU、卡培他滨、替吉奥），多药联合推荐吉西他滨或氟尿嘧啶类为基础的方案。转化化疗推荐新辅助化疗常用方案：FOLFIRINOX、吉西他滨＋白蛋白结合型紫杉醇、吉西他滨＋替吉奥、吉西他滨单药[12]。

（4）转移性胰腺癌：化疗方案推荐如表 2-3 所示。

表 2-3　转移性胰腺癌化疗方案推荐

体能状况	一线化疗方案推荐	二线化疗方案推荐
体能状态良好	• 吉西他滨 • 替吉奥单药 • 吉西他滨＋厄洛替尼 • 吉西他滨＋白蛋白结合型紫杉醇 • FOLFIRINOX 方案 • 含铂类药物的方案（存在 *BRCA1/2* 突变），对于 ≥ 16 周后仍稳定的患者，考虑奥拉帕利维持治疗	• 纳米脂质体伊立替康 +5-FU/亚叶酸钙 • 一线使用吉西他滨为基础的方案，二线建议以 5-FU 为基础的方案 • 一线使用 5-FU 为基础的方案，二线建议使用吉西他滨基础的方案
体能状态较差	• 吉西他滨 • 替吉奥单药	• 吉西他滨单药 • 5-FU 类为基础的单药

4.4 什么是放射消融治疗

胰腺癌的手术切除率仅为 15%，术前新辅助放疗和术后辅助放疗在胰腺癌患者的综合治疗中占有比较重要的地位，无法手术切除的局部进展期患者及转移性胰腺癌患者，放射治疗也是治疗措施之一。放射治疗是应用各种放射源产生的射线对肿瘤组织进行照射，导致肿瘤坏死的治疗方法。由于胰腺周围的重要器官多，且对射线敏感，容易出现严重的放射损伤，使得胰腺放射治疗时射线剂量受到限制。为避免周围器官的损伤，常常选用较为精准的放疗。

当需要放疗时，医生常提到普通放疗和精准放疗，两者的区别在于确定肿瘤位置及需要照射的部位时所采用的方法不同。普通放疗是一种老的普通的定位方式，其工作原理和成像能力和我们经常做的胸部透视差不多。精准放疗是放疗与计算机结合的产物，是一种新的放疗方式。这种治疗强调精准定位肿瘤位置及需要照射的部位。现在主流的放疗技术有立体定向放射治疗（又称立体定向放射消融治疗）。

立体定向放射消融治疗（stereotactic ablative radiotherapy，SABR）是一种高精度、大剂量、针对体积较小的肿瘤进行类似外科手术切除效果的新型放疗技术。其采用单次或几次大剂量对肿瘤进行精准照射，受照剂量集中使肿瘤靶区形成放射性毁损，而靶区外剂量迅速跌落，是一种使周围正常组织受照剂量很小的治疗手段。包括三维适行放疗和三维适行调强放疗[13]。

不可逆电穿孔消融（irreversible electroporation，IRE）又被称为纳米刀，是胰腺癌治疗的新型治疗手段之一。其不同于用温度变化杀死肿瘤细胞的物理消融，它能利用微创电极针传递毫秒级电脉冲，导致肿瘤细胞表面出现很多纳米孔隙，从而造成不可逆性的肿瘤细胞损

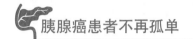

伤、凋亡。纳米刀的优点在于对弹性纤维、胶原纤维及细胞基质影响较小，从而可以有效保护周围的血管、胆管等重要组织[6]。2012年美国食品药品监督管理局（Food and Drug Administration，FDA）批准纳米刀用于肿瘤消融治疗，2015年6月国家食品药品监督管理总局（China Food and Drug Administration，CFDA）批准其用于临床，主要适用于局部晚期胰腺癌或经新辅助治疗后仍不能切除的临界可切除胰腺癌患者，以及经过4～6个周期诱导化疗仍稳定的患者。

适应证和禁忌证：主要适应证包括：①准确分期的胰腺癌患者；②完成一定周期诱导化疗或根据患者情况进行联合其他治疗；③肿瘤最大径和前后径均≤3.5 cm。相对禁忌证：①肿瘤最大径或化疗前肿瘤前后径＞3.5 cm；②不能耐受全身麻醉；③有房颤病史；④KPS评分＜80分。绝对禁忌证：①肿瘤最大径＞5 cm；②远处转移；③诱导化疗后局部肿瘤直径进展＞30%；④心脏负荷试验发现心肌缺血或心绞痛的患者。

纳米刀治疗需要患者住院完成，常常给患者带来疼痛、消化道症状和脱水表现，常见并发症有胰腺炎、胰瘘、胆管炎及胆道阻塞、门静脉和深静脉血栓，临床疗效不明确。

4.5 什么是分子靶向

是指药物进入体内会特异地选择分子水平上的致癌位点相结合来发生作用，使肿瘤细胞特异性死亡，而不会波及肿瘤周围的正常组织细胞，所以分子靶向治疗又被称为"生物导弹"。分子靶向治疗针对的是肿瘤细胞里面的某个蛋白族的某部分分子，或是一个核苷酸的片段，或是一个基因产物进行治疗。分子靶向治疗是目前肿瘤治疗的一个"闪光点"，凭借它的特异性和有效性，在肺癌、乳腺癌、恶性淋巴瘤等疾病肿瘤已取得很大成功，是目前国内外治疗的"热点"。但在胰腺癌中靶向治疗取得的成绩有限，许多靶点仍在研究中。*CDKN2A*、*BRCA1/2*、*PALB2* 等基因突变被证实与家族性胰腺癌发病密切相关，对于具有微卫星不稳定性（microsatellite instability，MSI）或错配修复缺陷（different mismatch repair，dMMR）的胰腺癌，在二线治疗中可考虑联合使用 PD-1 抗体，外周血内 microRNA、ctDNA、外泌体内 Glypican-1 等具有潜在临床应用前景，尚缺乏高级别循证医学证据。

目前相关治疗指南中推荐胰腺癌患者进行 *BRCA1/2*、*PALB2*、*NTRK*、*dMMR/MSI*、*PDL1/PD1*、*BRAF*、*KRAS*、*Her-2*、*ALK*、*ROS1* 等基因检测。

厄洛替尼是小分子酪氨酸激酶抑制剂，美国 FDA 批准的用于局部晚期或出现远处转移的无法行根治性手术的胰腺癌患者，但由于厄洛替尼价格昂贵且对患者生存改善十分有限，因此该药尚未在临床普及[14]。

KRAS 是胰腺癌最常见的致癌驱动因子，胰腺癌患者中约 90% 存在 *KRAS* 基因突变。2012 年植物提取物 Antroquinonol 被证实可以上调 *KRAS* 的表达及其磷酸化水平，通过诱导凋亡、自噬、加速衰老等多种方式来抑制肿瘤进展。目前多数靶向药物疗效尚不明确，仍处于临床试验验证阶段，单靶点控制肿瘤的可能性很小，多靶点具有潜在临床价值，靶向多信号通路节点有助于提高靶向治疗的有效性。

目前，多腺苷二磷酸核糖聚合酶（poly ADP ribose polymerase，PARP）抑制剂奥拉帕利获批在具有 *BRCA* 基因突变的卵巢癌和乳腺癌中多线的维持治疗，而在胰腺癌人群中有 4% ~ 7% 的患者具有 *BRCA* 基因（包括 *BRCA1* 和 *BRCA2*）突变，对于 *BRCA* 基因突变的胰腺癌

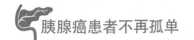

细胞，PARP 抑制剂能够通过影响 DNA 损伤修复，使肿瘤细胞特异性死亡。POLO 研究指出，具有胚系 *BRCA* 基因突变的转移性胰腺癌患者一线接受铂类药物方案化疗往往效果较野生型（具有正常的人体基因类型）的患者更好，结合 PARP 抑制剂有较好的安全性，可以将 PARP 抑制剂应用到具有 *BRCA* 基因突变的胰腺癌患者的维持治疗，但 2021 年 POLO 研究进一步公布研究结果，显示患者总生存期并未获益，患者无进展生存期较安慰剂组明显延长。患者能否从奥拉帕利中明显获益，仍需经临床医生综合评估考虑。

有 *NTRK* 突变的胰腺癌患者，使用靶向 *NTRK* 的药物如拉罗替尼有可能带来生存期延长。*NTRK* 融合突变可见于小于 1% 的胰腺癌患者。

4.6 什么是生物免疫治疗

人体内正常的免疫系统有一套完备的肿瘤识别和杀伤体系，该体系包括各种免疫细胞、抗体和补体。利用该体系中任何一个免疫环节所研发的抗肿瘤治疗都可以叫作免疫治疗。既往临床上使用的"胸腺肽""干扰素""细胞治疗""肿瘤疫苗"等均属于免疫治疗。免疫治疗是近几年来发展最为迅猛的抗肿瘤治疗手段，其机理就是激活机体自身免疫系统来杀灭肿瘤细胞。

生物免疫疗法用于早期胰腺癌患者术前应用，可以避免由于手术应激引起的免疫力下降，提高手术成功率。在手术、放疗或化疗后应用可以消灭体内残留细胞，防治肿瘤复发转移，提高肿瘤治愈率。在放疗、化疗之间及结束后应用，可增强其疗效，提高耐受性及减轻不良反应。晚期胰腺癌失去手术机会或体质较差的患者，因无法耐受或对化疗不敏感及耐药时，应用生物免疫能明显改善症状，提高生存质量，延长存活时间。此外，临床治愈患者定期应用可以预防转移和复发[6]。

我们知道 T 细胞在人体中有着"人体卫士"之称，可以对体内的肿瘤细胞进行识别并对其进行攻击达到杀死肿瘤细胞的目的，但是肿瘤细胞可以识别 T 细胞上的 PD-1 蛋白，并与之结合，给 T 细胞提供抑制性的信号，诱导 T 细胞进行凋亡并抑制 T 细胞的增殖和活化，使越来越多的 T 细胞被肿瘤细胞俘获失去活性，人体的免疫力随之也越来越差，其是致使肿瘤患者自身免疫力低于正常人的原因，若不进行及时治疗会导致病情快速发展，威胁患者生命。当 T 细胞表面的 PD-1 受体与 PD-1 抑制剂结合或者肿瘤细胞表面的 PD-L1 被 PD-L1 抑制剂结合，这样原本通过 PD-1/PD-L1 的结合方式会被打破，因此被肿瘤细胞俘获的 T 细胞就会重新发挥其能力，从而开始识别并杀伤肿瘤细胞，起到对肿瘤治疗的作用（图 2-8）。PD-1/PD-L1 的免疫治疗在肺癌、头颈部肿瘤等多种肿瘤中获得显著疗效，但在胰腺癌中目前仍未取得突破，考虑和胰腺是"免疫荒漠"有关。是否使用由临床医生评估并结合患者经济状态等综合考虑。对于具有微卫星不稳定性（microsatellite instability，MSI）或错配修复缺失（different mismatch repair，dMMR）的胰腺癌，在二线治疗中可考虑联合使用 PD-1 抗体。

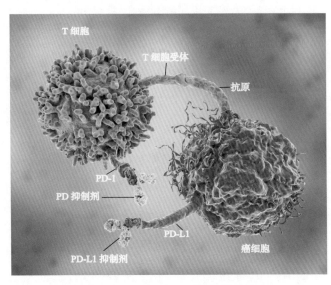

图 2-8　PD-1/PD-L1 的免疫疗法

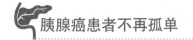

4.7 什么是质子重离子疗法

目前国际公认的最先进的尖端放疗技术，它是由质子和重离子组成粒子线，对肿瘤进行强有力的照射，形成能量峰，并对肿瘤行"立体定向爆破"，对肿瘤细胞起到杀伤作用。也就是说它对于肿瘤病灶本身具有很强的杀伤力，同时它能避开正常组织，实现疗效最大化。

放疗分为光子线（X线、伽马射线）和粒子线（质子线和重离子线）。质子重离子治疗分为质子治疗和重离子治疗。质子治疗是氢原子核中的质子通过粒子加速器释放高能量射线的治疗。重离子治疗是将重离子（碳离子）加速到光速的70%～80%后照射肿瘤病灶。用通俗语言表达的话就是敲小墙用小锤（质子），敲大墙用大锤（重离子）。

粒子束经过对肿瘤所在位置深度的调节，在皮肤附近及到达肿瘤之前抑制能量的释放，一旦到达肿瘤时便会瞬间释放大剂量的能量，经过肿瘤后又马上停止释放能量，形成名为"布拉格峰"的能量释放轨迹。这个"布拉格峰"的深度及形状是按照实际肿瘤的大小和位置进行调节的，这才真正实现了立体定向性的高效治疗。胰腺1次质子重离子治疗通常需等1个小时左右，其中实际照射时间不过2分钟，其余时间主要用在固定身体和精确定位上。

没有远处转移（原则上没有淋巴结转移），局限在某一部位的肿瘤，适合进行质子重离子治疗。血液肿瘤、空腔脏器（如胃、肠等）内的肿瘤及乳腺肿瘤等不适合质子重离子治疗。质子重离子技术主要分布在美国、日本、欧洲等发达国家。中国上海质子重离子医院既有质子治疗也有重离子治疗，其费用昂贵，达几十万元。该技术对正常组织的影响及产生的不良反应小，患者治疗过程中基本无痛苦，且能够保障患者在治疗后保持正常的生活质量，对于小儿和年轻人，引发二次原发性癌症的可能性较低。

4.8 出现了黄疸还能化疗吗？

胰腺癌患者发现时大多数已经伴有黄疸，而且多数是因为胆管和十二指肠梗阻引起的黄疸，如果不及时解除胆道梗阻，患者可因化脓性胆管炎或肝功能衰竭而死亡。所以要行胆道引流术、胆总管"T"管外引流术、内镜手术、开放或腹腔镜胃空肠吻合术等解除黄疸手术后才能进行化疗。如果在化疗前出现胆红素升高、黄疸等表现，也应该停止化疗，给予保肝药物治疗，等到恢复正常水平才可以化疗。盲目化疗可使肝功能的损害加重，严重时可导致患者肝功能衰竭死亡。

4.9 出现胰腺癌相关腹水怎么办

晚期胰腺癌患者常伴大量的腹水，医生通常采用腹腔引流的方式把腹水引流出来。但这只改善了腹胀症状，要真正控制腹水，就得知道腹水究竟是什么原因导致的。临床上胰腺癌晚期出现大量腹水的主要原因为低蛋白血症和肿瘤腹腔种植转移。

单纯低蛋白血症胰腺癌患者的腹水是清亮的淡黄色，同时伴有一周以上的进食严重减少，或是因为缺乏胰酶导致长期腹泻、消瘦。有时可见双下肢、臀部水肿，这时实验室检查血清白蛋白低于30 g/mL。究其原因我们补充白蛋白便可以解决这种因营养不良引起的腹水，故补充白蛋白是治疗的首选。胰腺癌晚期患者一般情况差，腹腔转移又伴有腹水而且出现低蛋白血症，一定要在抗肿瘤治疗的同时关注营养摄取。

肿瘤腹腔种植转移也是导致胰腺癌患者出现腹水最常见的原因之一。当肿瘤侵犯腹膜或种植于腹腔时可损伤腹膜的毛细血管，导致大

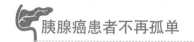
量蛋白质渗入腹腔，形成腹水。当种植的肿瘤侵犯腹膜小血管或自发破裂时，就出现淡红色血性腹水。癌性腹水顽固、量大且反复发作，单纯的腹水引流放液治疗，虽然暂时改善了腹胀症状，但不能控制腹水量，而且反复引流放液容易引起低蛋白血症和感染，所以对肿瘤这个源头的治疗必不可少。除了全身化疗外，局部治疗还可以采取腹腔化疗、腹腔免疫治疗等手段。

胰腺癌腹水患者一般卧床时间比较长，家属要帮患者勤翻身，活动肢体，按摩下肢，以避免褥疮的发生。遵医嘱给予高蛋白、低脂饮食，少食多餐，提高机体抵抗力。准确详细记录尿量，为医生提供治疗参考依据。腹腔放置引流管时要注意引流管的护理。心理护理也非常重要，如多关心患者需求，帮助患者调节情绪，增强自信。

4.10 常听医生说的姑息性治疗到底是什么

胰腺癌的早期诊断很困难，只有少于 20% 的胰腺肿瘤患者可以做手术切除，大多患者是没有手术机会的，所以大多数患者首次诊断时都会接受姑息治疗，这也是胰腺癌这一疾病的特征。采取姑息治疗主要是为了帮助患者缓解痛苦，提高患者生活质量[15]。

那么胰腺癌的姑息治疗究竟包括哪些呢？

（1）胰腺的镇痛治疗：包括药物止痛、严重时 24 小时镇痛泵治疗、腹腔神经丛消融术和姑息性放疗。

（2）梗阻性黄疸和胃肠梗阻的治疗。

对于不可切除的胰腺癌患者，解决胆道梗阻可保护患者肝功能及改善生活质量。姑息性减黄疸手术不仅缓解黄疸效果良好，还对机体内环境影响较小。目前，临床多采用胆汁内引流的方法，对患者生理结构改变较小，效果相对较为理想。内引流主要包括非手术方法的放置胆道支架及手术方法的胆管（囊）空肠旁路吻合等。

1）放置胆道支架：对于在首诊时即诊断为不可切除胰腺癌伴胆道梗阻的患者，尤其是预期生存期较短时，最佳的姑息治疗为内镜胆道支架置入治疗（图 2-9）。

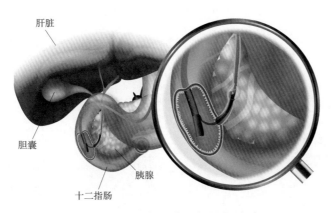

图 2-9　内镜胆道支架置入治疗

2）胆肠旁路吻合（图 2-10）：主要包括胆囊空肠吻合术、胆总管空肠吻合术、肝总管空肠吻合术等，研究表明胆总管空肠吻合术和肝总管空肠吻合术的术后复发性黄疸和胆管炎的发生率显著低于胆囊空肠吻合术，且术后胆汁持续引流效果显著。开腹或腹腔镜下胆肠旁路手术引流方法复杂，手术时间较长，对患者损伤大，有胆瘘和腹腔感染等并发症的可能，通常在内镜或介入等手段未能解除梗阻或出现反复性胆道支

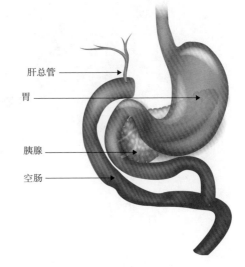

图 2-10　胆肠旁路吻合

架阻塞或支架置入相关性胆管炎及患者情况良好且预计生存期较长时进行。当临界可切除胰腺癌伴黄疸患者行开腹手术后发现为不可切除胰腺癌的患者，可采取开放式胆肠旁路手术，以长期缓解胆道的梗阻。

　　胰腺癌导致胃十二指肠或小肠机械性梗阻的患者，必须要解决进食问题，改善患者生活质量，延长生存。通过内镜放置十二指肠支架或行胃肠吻合术解除梗阻才能进食，供给机体营养。所以是必须要做的姑息治疗。肿瘤局部进展期或远处转移，且预期生存期较短，患者情况较差，若出现胃输出道梗阻，应在确保胆道引流后以内镜放置十二指肠支架进行缓解。对于生存时间为 3 ～ 6 个月的患者，除内镜放置十二指肠支架外，其胃输出道梗阻也可考虑开放或腹腔镜胃空肠吻合术，以提供更持久的缓解。对于临界可切除且有潜在胃输出道梗阻的胰腺癌患者，开腹后发现不可切除，可采取预防性胃空肠吻合术（图 2-11 ）。

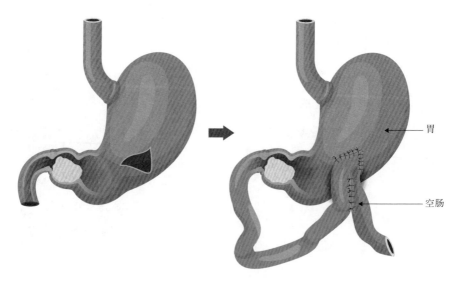

图 2-11　胃肠吻合术解除梗阻

（3）姑息性化疗和放疗。

1）姑息性化疗：对于体能状态较差，不能耐受手术治疗的胰腺癌患者和局部晚期没有手术机会的胰腺癌患者，以及转移性胰腺癌患者可以行姑息性化疗。具体化疗方案和转移性胰腺癌化疗方案一样。

2）姑息性放疗：在严重的局部背痛且对镇痛疗法无效果的胰腺癌患者，考虑使用姑息性放疗缓解患者疼痛。

（4）营养支持治疗：包括营养教育、肠内营养、肠外营养等。

（5）中医药治疗：有助于胰腺癌患者的术后恢复，可以在一定程度上减少放疗和化疗等治疗引起的不良反应，改善症状，提高患者生活质量，也是胰腺癌治疗的手段之一，可以单独使用或者与其他抗肿瘤药物合并使用。在中医的辨证论治中，大致分为湿热毒邪型、气滞血瘀型、脾虚湿阻型、阴虚内热型等。中医药与西医药相比，并非着眼于直接杀灭肿瘤，而是注重"扶正固本"的调理作用。其作用有助于增强机体的抗癌能力，降低放化疗对机体的毒性反应，可以作为胰腺癌治疗的重要辅助手段。目前临床上已广泛应用现代中药制剂治疗胰腺癌，并积累了一定经验，具有一定的疗效，且患者依从性和耐受性均较好，但是缺乏高级别的循证医学证据，需要临床上进一步观察和应用的数据。

（6）心理治疗：包括心理疏导、抗抑郁药物治疗，严重心理和精神异常需由专业医生进行心理干预或治疗。

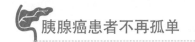
参考文献

1. 杨洋，倪泉兴，傅德良 . 胰腺癌危险因素的流行病学研究进展 [J]. 国际外科学杂志，2005，32（5）：350-352.

2. 马少军，屈振亮，孔棣，等 . 胰腺癌流行病学及诊断研究进展 [J]. 中国中西医结合外科杂志，2015，21（01）：87-92.

3. 杨洋，田一妮，刘情情，等 . 胰腺癌的诊断和治疗 [J]. 医学信息（中旬刊），2010，5（06）：1653.

4. 杨宇飞，吴煜，朱尧武 . 专家帮你解读胰腺癌 [M]. 北京：人民卫生出版社，2014.

5. 江嘉燊，杨慷 . 胰腺癌的综合治疗进展 [J]. 当代医学，2020，26（11）：187-189.

6. 虞先濬 . 胰腺癌的诊断和治疗：新技术、新理念、新策略 [M]. 上海：复旦大学出版社，2020.

7. 原凌燕，陈丹磊，邵成浩，等 . 抗癌必修课 胰腺癌 [M]. 上海：上海科学技术出版社，2019.

8. 郎玲 . 异体血管移植技术用于门静脉受累的胰腺癌根治术的近中期随访评价 [J]. 中华普外科手术学杂志（电子版），2019，13（6）：610-613.

9. 王成峰 . 应对胰腺癌专家谈 [M]. 北京：中国协和医科大学出版社，2014.

10. 徐莉 .20 例胰腺癌患者的术前及术后护理 [J]. 当代护士（专科版），2013，（05）：46-48.

11. 中华医学会外科学分会胰腺外科学组，中国研究型医院学会胰腺疾病专业委员会 . 中国胰腺癌新辅助治疗指南（2020 版）[J]. 协和医学杂志，2020，11（05）：547-558.

12. 中国临床肿瘤学会指南工作委员会 . 中国临床肿瘤学会（CSCO）胰腺癌诊疗指南 2020[M]. 北京：人民卫生出版社，2020.

13. 王振宇，张群，文碧秀 . 立体定向放射消融治疗肝胰肿瘤的临床应用进展 [J]. 中华普通外科学文献（电子版），2013，7（06）：496-500.

14. 高伟，韩宇 . 胰腺癌分子靶向治疗进展 [J]. 肿瘤，2018，38（2）：157-159.

15. 楼文晖 . 重视胰腺癌诊治的全流程管理 [J]. 岭南现代临床外科，2021，21（01）：1-5.

第三章

胰腺癌患者全旅程关爱

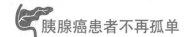

一、预防胰腺癌从日常做起

1.被你忽视的因素可能是发生胰腺癌的危险因素

胰腺癌是一种发病隐匿、极为凶险、高度恶化的消化道肿瘤,其实它的发生与人们的生活方式息息相关。一些生活中容易被忽视的因素,往往就是发生胰腺癌的危险因素。

很多人爱吃高脂肪、高热量、高蛋白、熏烤煎炸食品和腌制食品等,而长期食用这些食物会增加患胰腺癌的风险。因为过多的摄入这些食物,不仅会刺激胰腺分泌,诱发胰腺炎,还会引发肥胖,而这些都会间接增加胰腺癌的发生风险[1]。

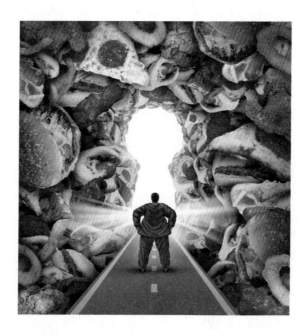

除了上述的几类食物，过量饮酒也会增加得胰腺癌的危险。这是因为长期大量饮酒不仅会明显增强胰腺对胆碱能和促胰酶素的反应而引起胰腺分泌增加，还会增加胰腺溶酶体的脆性，使溶酶体酶更轻易地激活胰蛋白酶，从而引起胰腺损伤，诱发慢性胰腺炎；而慢性炎症会使得胰腺组织长期暴露于细胞毒性介质中，导致细胞 DNA 发生损伤，随着 DNA 的损伤不断积累从而导致癌变的发生。

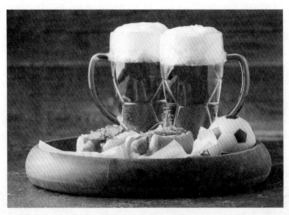

大家都知道吸烟会伤害肺，引发肺部的疾病，但却不知道长期吸烟也是发生胰腺癌最主要的危险因素之一。烟草中的致癌物质可通过肺部吸收后经血液循环到达胰腺，或者通过气道 – 消化道的共同通道到达胰腺，或者吞入的烟草物质通过十二指肠反流至胰管。与不吸烟者相比，长期暴露在烟草物质下的人群患胰腺癌的概率约增加了 2 倍[2]。

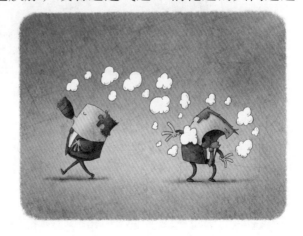

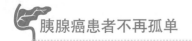

　　除此之外，不注意饮食卫生也可能会增加患胰腺癌的风险。这是因为饮食卫生与感染幽门螺杆菌（Helicobacter pylori，Hp）相关（图3-1），而 Hp 感染会增加患胰腺癌的风险。Hp 是一种与胃肠疾病发病有关的细菌，具有一定的传染性，可以通过人与人之间的口－口、粪－口途经传播，其在我国的传染率约为50%。Hp 感染不仅与胃肠道疾病如胃炎、胃溃疡、胃癌等疾病有密切的关系，而且研究发现，Hp 感染也是胰腺癌的危险因素之一[3]。因为感染 Hp 后引发的炎症反应或组织损伤会造成胃十二指肠胃酸过多，刺激基础胰液分泌增加及胰腺碳氢盐产生，促进胰腺导管上皮细胞增生。胰腺导管上皮细胞暴露于由呼吸道和胃肠道摄入形成的 N- 亚硝基致癌物环境中，使细胞 DNA 错误复制概率增加，DNA 修复功能减弱，最终在致癌因子的影响下发生癌变。

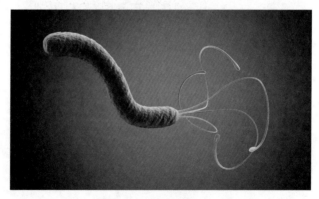

图 3-1　幽门螺杆菌

　　所以日常生活中，应该少吃高脂肪、高热量、高蛋白、熏烤煎炸和腌制食品等，多吃新鲜水果和蔬菜，同时多运动、少吸烟、少喝酒，注意饮食和环境卫生，在公共场所吃饭时最好不使用公用餐具，家里餐具勤消毒，避免感染 Hp，以降低发生胰腺癌的危险性。

2. 年度体检中，胰腺癌高危人群应注意什么？

随着生活水平的提高，人们对自身的健康越来越重视，多数人每年会选择健康体检。但是对于胰腺癌高危人群来说，健康体检并不能代替防癌检查。

健康体检的目的在于用各项身体指标来进行个人的健康评估，而防癌检查是在健康状况下或没有症状的情况下进行一系列有针对性的医学检查，其目的在于排查早期肿瘤。这就使得常规的健康体检项目中很少包含癌症筛查。

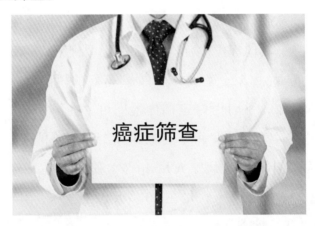

胰腺癌的高危人群除每年进行健康体检外，还应该加上特定肿瘤的筛查项目，如 B 超、血清半乳糖凝集素 -3 、血清肿瘤标志物糖类抗原 19-9（CA19-9）、CA-125 等检查，有需要时再进行 CT、胃十二指肠镜、胰胆管造影等检查。而且如果是胰腺上有其他疾病，如胰腺炎、胰腺息肉等，最好把体检的间隔时间缩短，建议根据病情，每 3 ～ 6 个月检查一次。

对于普通人（非高危人群）而言，50 岁以后最好也增加癌症筛查的体检项目，因为癌症的发生风险会随着年龄的增长而增加。

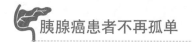

3. 作为家属你应该知道的体检注意项

胰腺癌患者的家属往往有这样的担心：胰腺癌会不会遗传，自己是不是也会患上胰腺癌。事实上，胰腺癌与乳腺癌一样，也有家族聚集性。

在胰腺癌家系中，发病风险随着一级亲属（父母、子女，以及同父母的兄弟姐妹）中胰腺癌患者个数的增加而明显增加。如有 1 个一级亲属患了胰腺癌，其患胰腺癌的风险是普通人群的 4.6 倍，如果一级亲属中有 2 个患者，那其患病风险将达到普通人群的 6.4 倍，如果有 3 个或以上，患病的风险将达到 32 倍[4]。另外，一级亲属中有患胰腺癌的人，其患其他部位癌症（如结肠癌、乳腺癌等）的风险也会增加。

作为胰腺癌患者的家属，虽然患癌症的风险比一般人高，但是也不要过于紧张，平时做好定期体检即可。在早期胰腺癌筛查的时间上，要根据患病家人的发病年龄来计算，一般要低于这位家人发病年龄 10 岁，如最年轻的患病家人是 40 岁，那么其他家族成员要从 30 岁开始做筛查。如果患病家人是在 60 岁及以上发病，其他家族成员都应该在 50 岁时开始筛查。

家属进行胰腺癌筛查的方法为超声胃镜、薄层螺旋 CT、MRI、磁共振胰胆管造影（magnetic resonance cholangiopancreatography，MRCP）、经内镜逆行性胰胆管造影（endoscopic retrograde cholangiopancreatography，ERCP）和肿瘤标志物 CA19-9 等。有研究发现，胰腺癌患者亲属在进行定期的超声胃镜筛查时检测出胰腺癌的概率为 6.8%[4]。

二、胰腺癌患者康复指导

1. 要注意化疗及术后定期复查很重要

1.1 术后胰腺癌患者

随着诊疗水平的提高，不少患者能在早期发现胰腺癌，及时手术，并经过规范的化疗和放疗，将病情控制住而进入稳定期。但是这个时候并不是高枕无忧的，还有一件非常重要的事情需要做，那就是定期复查。

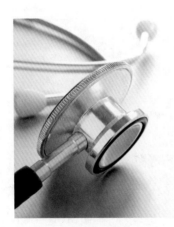

胰腺癌患者在术后需要定期复查是因为癌症还有复发的可能。现代研究发现，人体内存在着原癌基因和抑癌基因，它们都与癌症的发生有关。正常情况下，原癌基因维持细胞的正常功能，但当它们被激活时，细胞就会向恶性细胞转化，成为癌细胞，并无限制地生长；抑癌基因失活或缺失时，也会使正常细胞向恶性细胞转化。在采用手术、放疗、化疗等治疗手段，只是将已经形成的肿瘤切除、杀死，可癌基因已经启动，肿瘤再次出现的可能性非常大。当然，决定癌症复发的因素很多，但这个因素是目前最受认可的[5]。所以，胰腺癌术后患者定期复查是很有必要的。

（1）复查的时间：一般建议为术后第 1 年，每隔 3 个月复查一次；第 2 ～ 3 年，每隔 3 ～ 6 个月复查一次，如果合并其他疾病，需根据情况增加复查的次数[6]；第 3 ～ 5 年，每 6 个月复查一次。

（2）主要复查的项目：

1）血常规：提示身体的一般状况及抵抗力。

2）大便常规：可了解粪便内脂肪颗粒的多少，从而判断手术对消化吸收功能的影响程度。

3）血生化检查：包括肝功能指标（血胆红素、谷丙转氨酶、谷草转氨酶等）、血糖等，肿瘤复发可引起这些指标改变。

4）肿瘤标志物（CEA、CA19-9、CA125 等）：可反应有无癌症复发的信号。

5）腹部增强 CT 或增强 MRI：观察有无肿瘤发生腹腔转移或种植，如果腹腔有病变还需要对其进行鉴别和诊断。

6）胸部 X 线：以了解是否存在肺转移，但胸部 X 线检查只能粗略看一下肺部情况，如果想要更清楚的了解肺部及纵隔内的情况，推荐行胸部 CT 检查。

7）体格检查：如出现不明原因的体重下降，则意味着肿瘤可能复发。

8）骨 ECT：又称骨的放射性 CT 检查，可以发现有没有发生肿瘤骨转移，这项检查每半年进行一次即可。

9）头颅增强 MRI：以发现是否存在肿瘤脑转移，这项检查不是必须做的，只有出现相关症状，如乏力、偏瘫、失语、眼震、多饮多尿、视力下降、头晕、头痛等时，才需要做这项检查。

需要注意的是，如果肿瘤标记物（如 CA19-9 等）进行性增高，而常规 CT、MRI 等检查未发现确切病灶时，应进行 PET-CT 检查。这项检查不仅可以较为准确地评估病变的性质及范围，对恶性肿瘤的分期诊断和恰当治疗方案的选择有较高价值，还可以发现全身转移，此项检查范围大，不容易有转移灶的遗漏。

1.2 疑似胰腺癌的患者

疑似胰腺癌的患者指的是出现黄疸、腹痛或体检发现胰腺有肿物，且尚难以与慢性胰腺炎、胰腺囊肿等疾病鉴别诊断的患者。

（1）复查时间：每 2～3 个月一次，直至诊断明确。

（2）主要复查的项目：体格检查，血清肿瘤标志物（包括 CEA、CA19-9、CA125 等），胰腺增强 CT 或增强 MRI，有必要时需进行胸腹部增强 CT 或增强 MRI 检查。

1.3 晚期或合并远处转移的胰腺癌患者

（1）复查目的：使医生能够综合评估患者的营养状态和肿瘤进展情况等，以及时调整综合治疗方案。

（2）复查时间：每 2～3 个月一次。

（3）主要复查的项目：体格检查，血常规、血生化、凝血功能、血清肿瘤标志物（CEA、CA19-9、CA125 等），胸部 CT、上腹部增强 CT 或增强 MRI，与术后患者一样，每半年进行骨显像检查，出现相关症状的时候应进行头颅增强 MRI 检查，必要时进行 PET-CT。

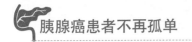

1.4 增强 CT 与增强 MRI 的选择

有些患者对增强 CT 造影剂过敏，这时可选择增强 MRI 扫描来代替增强 CT。另外，当有些病变难以定性时，需要在 CT 检查的基础上加做 MRI 检查以补充 CT 影像的不足。

2. 康复首先要做好营养支持

2.1 肠内营养支持

2.1.1 什么是肠内营养支持

肠内营养支持是经胃肠道提供代谢所需的营养物质及其他各种营养素的营养支持方式，主要途径包括口服、放置鼻饲空肠营养管（即在内窥镜的帮助下，将鼻空肠营养管经鼻插入，经过食管、胃腔，至十二指肠悬韧带以下位置）、空肠造瘘营养管（也就是切开腹部后将空肠营养管置于近端空肠部位，然后从腹壁引出来，并将其固定在腹壁上）将营养液直接通过管道输入肠内等，临床主要采用的是鼻饲空肠营养管和空肠造瘘营养管。

2.1.2 肠内营养液怎么选

目前，临床上使用的是成瓶的含有机体所需的营养物质的肠内营养液，每日 1500 ～ 2000 mL 即可满足患者的需求。肠内营养液需要根据患者的具体情况来选择：含膳食纤维的整蛋白制剂能够刺激结肠黏膜增殖，避免肠黏膜萎缩，预防便秘和腹泻；含低碳水化合物、支链淀粉、果糖和膳食纤维的糖尿病专用制剂有助于患者血糖控制。

2.1.3 肠内营养不良反应

通过管道进行肠内营养支持的方式都会给患者带来不适感，均会产生不良反应。

（1）鼻饲空肠营养管：即在内窥镜的帮助下，将鼻空肠营养管经鼻插入，经过食管、胃腔，至十二指肠悬韧带以下位置（图 3-2）。大多数患者在手术前可使用鼻饲空肠营养管，除了存在幽门梗阻、严重腹泻、消化道出血等患者。

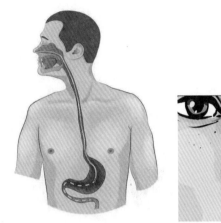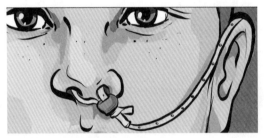

图 3-2　鼻饲空肠营养管示意

并发症包括：

➤ 胃肠道并发症：恶心、呕吐，腹痛、腹胀，腹泻，便秘等，多是由于营养液输注速度过快、温度不合适、浓度过高、营养液被污染等引起。

➤ 感染并发症：由于体位不当、营养管移位、输注速度过快、患者胃肠功能障碍导致胃张力降低等原因，使得食物反流，造成误吸，肠道菌群逆向扩散，严重者反复误吸入肺，造成肺部感染。另外，营养液或输注管道污染可能引起胃肠炎、脓毒血症等。

➤ 机械性并发症：由于置入鼻饲空肠营养管，会给患者带来不适感，如果喂养后未冲洗管道，营养液黏稠等不仅会造成管道堵塞，时间较长，还可能引起咽喉部溃疡、声音嘶哑、鼻腔黏膜破损、鼻翼部糜烂、鼻窦炎及中耳炎等。

➤ 代谢性并发症：再喂养综合征。营养液不匀或者配方不当，有糖尿病或高血脂的患者可出现糖代谢和脂肪代谢异常，或由于液体入量不够、脏器衰竭等出现水电解质代谢异常。

（2）空肠造瘘营养管：即切开腹部后将空肠营养管置于近端空肠部位，然后从腹壁引出来，并将其固定在腹壁上（图3-3）。对于不耐受或不能使用鼻饲空肠营养管的胰腺癌患者，进行肠内营养支持时会选择空肠造瘘营养管。

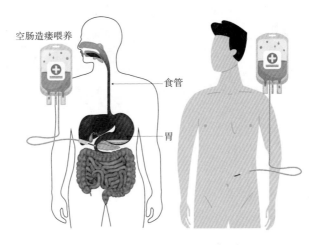

空肠造瘘喂养

食管

胃

图 3-3 空肠造瘘营养管示意

并发症包括：

➤ 因为患者输注体位不正确、营养液的输注速度、温度和浓度等的影响，置入空肠造瘘营养管的患者也会发生胃肠道并发症、管道阻塞、代谢性并发症等。

➤ 造瘘口红肿、疼痛。肠内压力过高或输注速度过快，可使营养液沿造瘘口处溢出，引起造瘘口周围皮肤红肿、疼痛。

➢ 营养管腹壁固定处吊角。术中空肠造口位置过高、胃肠吻合口于空肠造口腹壁固定处距离过长，可能造成营养管腹壁固定处吊角，进食后会造成瘘口近端空肠扩张，肠内容物通过障碍形成梗阻。

➢ 小肠内疝。术中胃肠吻合口与空肠瘘口腹壁固定处距离过短、空肠瘘口位置过低，可能造成瘘口近端空肠与腹壁夹角过小，小肠在蠕动过程中容易疝入其内造成梗阻。

➢ 术中肠壁包埋营养管处肠腔狭窄会致高位小肠梗阻。

2.1.4 肠内营养管并发症处理方法

不管是鼻饲空肠营养管还是空肠造瘘营养管，如有恶心、呕吐，可将输注速度调小或暂停，并请医护人员来处理；如有腹痛、腹胀，可减慢输注速度，检查营养液的温度是不是过低，处理后如还不能缓解症状，需请医护人员处理；如有腹泻，输注营养液的速度需调慢，每天速度递增也不可超过 30 ml/h，温度保持在 37 ～ 38℃，腹泻严重可适当服用止泻药；如有便秘，要多给患者喝水，鼓励患者在床上或下床活动，必要的时候可采用通便药物或低压灌肠。出现其他并发症需医生诊断后根据患者的情况给予合适的治疗。

2.1.5 使用空肠营养管，家属护理注意事项

患者在使用空肠营养管时可能会有不适感，家属在照顾的过程中，也要注意以下问题。

（1）鼻饲空肠营养管：①输注时的卧姿：输注时，患者应该躺在床上，抬高床头 30° ～ 45°。输完后保持这个姿势 30 ～ 60 分钟，以预防反流而引起误吸的发生。②口腔卫生：每天应给患者两次口腔清洁，以避免感染，因为鼻肠管会刺激口腔腺体，使唾液分泌减少，容易滋生细菌。③营养管维护：平时注意看好营养管不要被压住、扭

曲，下床活动时注意幅度尽量小，避免牵扯到营养管，如果发生堵塞、脱落等情况，应及时找护士处理。

（2）空肠造瘘营养管：与鼻饲空肠营养管一样，平时也要注意输注时的卧姿及营养管的维护，以及做好口腔护理，以防止口腔炎症导致腹泻或肠道感染。另外还要注意：①经常观察造瘘口处的辅料有无潮湿，此处的皮肤有无红肿，如果出现及时通知护士处理。②预防营养管堵塞，每次注入营养液前使用温开水冲洗管道，在注入营养液的过程中可以挤捏营养管，以避免黏稠溶液沉积在管壁逐渐造成管腔狭窄以致堵塞管腔，并每 4 个小时用温盐水冲洗空肠造瘘营养管。

2.2 肠外营养支持

2.2.1 什么是肠外营养支持

肠外营养支持就是通过中心静脉或外周静脉输入营养液以供给机体营养的方式（图 3-4）。这种方式是不能耐受肠内营养支持患者的选择。

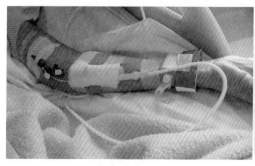
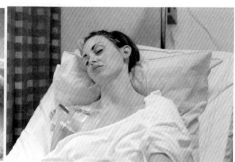

周围静脉营养管示意　　　　　　　　　中心静脉营养管示意

图 3-4 肠外营养支持示意

2.2.2 怎么选择肠外营养液

肠外营养液中包含人体所需要的营养要素，包括热量（碳水化合物、脂肪乳剂）、必需和非必需氨基酸、电解质、维生素及微量元素等成分。进行肠外营养支持时，也需要根据患者的营养需求及代谢能力来制定营养液的组成，患者需听从医生的安排。

2.2.3 肠外营养支持引起的不良反应

肠外营养液的输注途径包括外周静脉和中心静脉，采用外周静脉输注途径的话，不宜时间太长，一般不超过 2 周，因为需要反复穿刺，易发生静脉炎。采用中心静脉输注途径，在时间上可以超过 2 周，但是可能并发感染或气胸。另外，长期全肠外营养会使肠内细菌缺乏营养物质，可能引起肠道菌群紊乱，表现为腹痛、腹泻、呕吐、水电解质紊乱等，而肠道菌群紊乱可能会进一步加重肠屏障功能损害和细菌易位。

在进行肠外营养时应尽可能缩短全肠外营养使用时间，或者尽早与肠内营养联合使用。长期全肠外营养支持的患者，可在营养液中加入谷氨酰胺及生长激素等营养因子。

2.3 术前营养支持，提高手术安全性

胰腺癌患者在确诊时多数已经为进展期，普遍存在消瘦、身体一般情况差等问题，而且常合并黄疸、糖尿病等疾病。同时，此类患者的食欲下降、摄入减少、消耗增加，往往会伴有贫血、低蛋白血症、免疫功能下降及凝血功能障碍。而患者的营养状况与术后的并发症发生率、死亡率呈正相关。因此，术前通过肠内和肠外营养支持来纠正患者的贫血、低蛋白血症、凝血功能障碍，提高免疫功能，可在一定程度上提高手术的安全性。

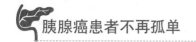

一般胰腺癌患者的体重下降超过20%时，为重度营养不良，应积极给予营养支持。对于无特殊原因的患者，首选肠内营养支持的方式，开始于术前7～10天。

2.4 术后营养支持，减少并发症

胰腺癌手术切除对消化系统的创伤较大，常会导致蛋白水平下降，有研究表明，营养不良是增加患者术后并发症发生率的潜在因素，而在术后给予患者营养支持可以有效改善其营养状况，提高免疫功能，促进伤口愈合，并降低术后并发症的发生率[7]。

在条件允许的情况下，术后首选肠内营养支持，因为虽然肠外静脉营养支持很有效，尤其是对术后伴有胃排空延迟、胰瘘或腹腔感染等并发症的患者。但是与肠内营养支持相比，此方法存在诸多不足，如更容易发生肠道黏膜屏障损害引发细菌移位，费用高昂等。而且肠内营养支持还具有保护肠黏膜屏障、促进胃肠道激素分泌、提高肝脏对营养物质的耐受性等优点[8]。

术后肠内营养支持方式的选择，应该听从医生的建议，如若考虑到患者术后出现胃排空障碍（俗称胃瘫，是指各种原因导致的胃排空延迟）的可能性大，需使用肠内营养的时间较长，或者术中残留胃的位置较高，此时应采用空肠造瘘管，预防由于胃肠动力差、蠕动弱所导致的相关问题。

术后肠内营养支持最好持续到患者能够自己进食，并且进食的能量能够达到基本能量需求的50%以上时为止。

3. 教你如何应对这些术后并发症

手术切除是胰腺癌的主要根治手段，但是由于胰腺癌手术术式复杂，涉及多个脏器切除及消化道重建，因此术后发生并发症的概率较高。常见的几种并发症为胰瘘、胆瘘、脂肪泻、继发性糖尿病、出血、倾倒综合征等。

3.1 胰瘘

胰瘘是指胰腺疾病及其外科手术后，胰管经异常通道与体内器官或与外界相通，胰液由非生理途径外流的病理现象。

胰液是无色无味的碱性液体，含有胰淀粉酶、胰脂肪酶、蛋白水解酶等多种消化酶，可分解糖类、脂肪和蛋白质等物质。胰瘘发生后，胰液在腹腔内积聚，腐蚀并消化腹腔中的组织器官，可进一步诱发腹腔组织坏死、感染、出血等一系列腹腔内并发症，是导致患者术后死亡的主要原因之一。

3.1.1 胰瘘的分级

根据胰瘘的严重程度，国际胰瘘外科研究组将胰瘘分为：

（1）生化漏，为与临床进程无关，但可依靠实验室检测获知的一个胰瘘前状态，不属于胰瘘的一级，也不属于术后并发症。临床表现为引流液中淀粉酶含量大于血清淀粉酶正常值上限的 3 倍，引流液 3 周内消失。

（2）B 级，在生化漏的基础上，胰周持续引流 3 周以上，患者出现临床相关胰瘘治疗措施改变，使用经皮或内镜穿刺引流，采取针对出血的血管造影介入治疗，发生除器官衰竭外的感染征象；称为 B 级胰瘘。

（3）C 级，出现由术后胰瘘引起的二次手术，发生单个或多个器官功能衰竭，甚至引起患者死亡，则被定义为 C 级胰瘘。

3.1.2 为什么术后会发生胰瘘

胰瘘是胰腺癌根治术后最常见的并发症。研究表明，虽然医疗水

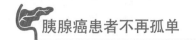

平有了很大提高，术后胰瘘的发生概率仍可高达 10% ～ 28%，而远端胰腺次全切除术后的胰瘘发生频率甚至高达 30%[9]。

胰腺癌患者发生胰瘘的原因与手术有关，胰腺在部分切除后，保留的部分需要缝合到肠管上，而胰腺是很软的器官，缝合难度大且难以牢固，再加上胰液具有腐蚀性，会使愈合受到影响。所以除了胰腺全切，胰瘘在胰腺癌根治术后患者中容易发生。另外，胰颈厚度≥ 12 mm、胰腺质地软等都是发生术后胰瘘的危险因素[9]。

3.1.3 术后如何预防胰瘘

手术后，医生都会放置腹腔引流管，有漏出的胰液都能引流到体外，一般不会产生不良后果。但也要加强护理，警惕胰瘘的发生，具体可采取如下措施：①加强基础护理，保持引流管通畅，观察和记录腹腔引流液的引流量，每日检测引流液淀粉酶，以利于早期识别胰瘘。②抑制胰腺外分泌，包括禁食、持续胃肠减压和应用抑制胰腺分泌的药物，如生长抑素、奥曲肽等。③营养支持，术后早期禁食、胰腺创面及断端或吻合口愈合均需要营养支持，方法包括术后早期全肠外营养支持，肠道功能恢复后应设法进行肠内营养支持。

3.1.4 如果发生胰瘘该怎么办

如果发生胰瘘，总的治疗原则是充分引流、控制感染、防治腐蚀性出血、纠正水电解质紊乱和营养支持治疗。

（1）保证引流管的通畅：如果引流不畅，必要时可在 B 超或 CT 引导下重新放置引流管；尽量在早期引流外漏的胰液，如使用腹腔双套管灌洗引流，观察并记录引流液的色、量、质，如冲洗的液体多而持续引流的少，要唤医生查找原因，及时处理。

（2）采用抑制胰腺外分泌的措施：禁食时间和胃肠减压应坚持在

10 天左右。

（3）控制感染：对于合并局部感染的患者应注意合理使用抗生素治疗。

（4）注重营养支持：早期进行全肠外营养支持，对于已形成的胰瘘，在 2 周后可考虑经口进食低脂、高热、高蛋白质及维生素食物，进食后服用胰酶来帮助消化吸收。

（5）纠正水电解质紊乱：通过血生化检测，根据血钠浓度，适量补充氯化钠，严重的可通过微量泵经中心静脉补充氯化钠来纠正。

（6）胰液大量外渗：可用氧化锌软膏涂抹瘘口周围皮肤。

（7）手术治疗：以下患者应手术治疗：①当患者胰瘘量较多，持续 3 个月以上，引流量无减少趋势。②采用以上介绍的方法不能将胰液及时引流而出，还发生反复感染、发热，尤其是有较大的脓腔。③腹腔大出血。④因为胰管断端瘢痕形成致梗阻性胰腺炎，伴发疼痛的患者。以上情况需要立即手术，在术中冲洗掉腹腔中的胰液，放置足够多的腹腔引流管和（或）双腔负压引流管，以减少更多并发症的发生。

3.2 胆瘘

3.2.1 什么是胆瘘

胆瘘是胆汁或含胆汁的液体持续从胆道破损处流入腹腔、腹膜后，或经引流管流到体外，它也是胰腺癌术后常见的并发症[10]。

3.2.2 为什么会发生胆瘘

胰头癌做根治性的胰十二指肠切除，手术中重建消化道时，需要将胆管的断端和空肠做吻合，如果吻合后恢复不好，就容易发生胆瘘。其发生往往与术者的吻合技术、患者营养情况等有关，如局部吻

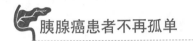

合口的张力较高，在这种张力的影响下，导致吻合口最终未能很好地愈合，从而出现胆汁向腹腔内渗漏的情况；或者手术当中，对胆管切缘的血运破坏比较严重，术后吻合的地方就难以很好地愈合，也会导致胆瘘的发生。

3.2.3 胆瘘发生会有什么严重后果

胆瘘的漏出物为胆汁、肠内容物、食物残渣等，其中胆汁含有胆盐、胆色素等物质，会腐蚀外周腹腔网膜、组织器官，也有可能会引起继发感染，导致局限性腹膜炎，出现右上腹疼痛、压痛、肌紧张等，感染严重还会引起全腹弥漫性腹膜炎和全身炎症反应。

3.2.4 怎么预防胆瘘

手术时医生会在患者身上放一根像字母"T"的管子，一个臂通向胆总管，一个臂通向肝总管，另一边较长的端伸出体外，接引流袋。T管可以持续引流出胆汁等液体，具有减压作用，防止胆汁外漏，从而避免引起胆瘘。因此手术后要避免引流管受压、扭曲、折叠，密切观察胆汁的颜色、性质、量及患者全身情况等。若观察到胆汁量减少、腹腔引流液增多且含有胆汁样液体，伴腹痛、腹胀、恶心、发热及明显腹膜刺激征（是指腹部压痛、反跳痛和腹肌紧张，一般临床表现为腹部有难以忍受的剧烈疼痛、大汗淋漓、高热、全身虚弱无力、不语等症状），则提示发生胆瘘。

值得注意的是，术中安置T管需要保留较长的胆总管，但这样却会影响手术的根治性，所以目前临床较少使用T管，而是根据具体的情况，采用恰当的吻合方式，并放置腹腔引流管，引流出胆汁。

3.2.5 发生了胆瘘该怎么办

一旦发生胆瘘家属不要惊慌，这时要特别注意保持引流管通畅，并注意保持吻合口附近皮肤处于无菌状态，防止逆行感染[10]。对于全身症状并不严重，或者流量较低的患者采用保守治疗：嘱咐患者以右侧卧位或半卧位为主，适当给予胃肠减压，同时禁饮禁食，进行营养支持，应用有效抗生素等常规治疗措施。

保守治疗的关键在于维持引流充分和通畅，可采用经内镜十二指肠乳头切开胆管引流、经皮肝穿刺胆管引流术等方法使引流充分；引流液较浓者，可以进行导管冲洗，至液体清澈后再充分引流，冲洗方法对胆汁有一定稀释作用，利于坏死物质排出，且可减低胆汁对组织的腐蚀作用。

另外，伴有肠瘘、胰瘘等患者可辅助使用生长激素和生长抑素，前者可促进组织修复，提高人体免疫力，缩短愈合时间，后者可以抑制多种消化液的分泌，较好的控制胆汁引流量。

对于出现弥漫性腹膜炎、病情较重且引流量较大、引流时间较长、体温持续升高或出现严重黄疸的患者，需要进行手术治疗，通过开腹探查胆瘘原因，并进行修补，抑制胆汁分泌。对于需要再次手术的患者应在3个月后手术，先引流为主，降低因外口感染或引流不尽导致的感染发生率。

3.3 继发糖尿病

全胰或胰腺大部分切除后，患者多会遗留糖尿病，胰十二指肠切除或胰远端切除遗留糖尿病者约占8%。老年患者更容易在术后出现糖尿病。

术后之所以会血糖升高，进而继发糖尿病，是因为做手术会使身体产生应激反应，使皮质醇等升糖激素水平升高，导致糖异生和糖原分解，内源性葡萄糖增加；手术创伤导致正常的胰岛 B 细胞减少，从

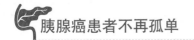

而引起胰岛素分泌不足、胰岛素抵抗等问题，使得机体对血糖的调控功能失常[11]。

因此，术后要经常测定血糖和尿糖，以及时了解患者的糖代谢情况。出现长久高血糖时，要按医嘱使用药物来控制血糖。需要注意的是，术后不能一味地进补而不控制饮食，还是需要以低糖、高蛋白、多纤维素性且清淡易消化的食物为主。建议食用含有丰富果胶的水果，如桃、菠萝、樱桃等，以增加胰岛素的分泌，使血糖减低。

3.4 脂肪泻

有些患者术后会发生腹泻，大便呈"油花花样"改变，这可能是并发了胰源性腹泻。胰腺在手术中部分或全部切除，会损伤胰腺的外分泌功能，使得消化酶大量减少，不能很好地消化食物中的脂肪成分，从而引起腹泻，常表现为脂肪泻，即每天腹泻次数较多，量较大，且大便中含有较多的脂肪成分，会漂浮在水面上，味道呈恶臭味。

因此胰腺癌术后应低脂肪饮食，并且长期服用利于脂肪消化吸收的药物，如胰酶片等。发生脂肪泻后，在使用止泻药物的同时，还应配合调节肠道菌群的药物及饮食控制，忌食生冷、油大的食物。

3.5 出血

胰腺癌术后早期易并发多种出血，如上消化道出血、腹腔出血等。上消化道出血可能源于胃肠吻合口出血、应激反应导致急性胃黏膜病变；腹腔出血多是由于凝血机能障碍导致创面广泛渗血或者术中操作失误。术后应持续监测患者的脉搏、呼吸频率、血压及中心静脉压的变化，如果患者出现面色惨白、呼吸频促、脉搏加快、尿量减少、血压下降或中心静脉压下降等情况时，考虑其可能发生腹腔内活动性出血。这时应及时告知医生，及早采取有效措施处理。

3.6 倾倒综合征

在手术中，有些胰腺癌患者会切除一部分胃，这样在术后可能会并发倾倒综合征。早期倾倒综合征主要表现为低血压，晚期表现为低血糖。患者会出现食后头晕、软弱无力、心慌、出汗、颤抖、面色苍白或潮红等症状，通常 1 小时左右可自行缓解，餐后平卧可避免发生。这多是因为术后胃储存功能降低、胃排空过快所致。

出现倾倒综合征多数患者症状轻微，可通过自我饮食的调节来控制症状的发生，如少食多餐、细嚼慢咽、多吃干食少喝汤；每日适量摄入液体，优选牛奶、豆奶等，最好在两餐之间或空腹时少量多次摄入，以免出现身体缺水的情况；适当增加蛋白质的摄入量，延长胃排空的时间；饭后平卧 15 分钟左右，减少早期倾倒综合征的发作等。根据病情，有些患者需要药物治疗，以减缓胃肠蠕动，延缓胃排空，并控制低血糖。如果饮食及药物治疗无效或不能耐受，需要考虑进行手术治疗。

4. 手术切除脾脏后要注意什么？如何居家护理？

根据肿瘤生长的位置、恶化的程度、脾脏动静脉分离的难度及术者的技术水平等，一部分患者需要切除脾脏。一般如果诊断时发现癌细胞侵犯胰腺后间隙，有神经组织浸润与转移倾向时，在手术中会一并切除脾脏；手术中发现脾肿大时，切除脾动静脉后，胃左血管难以代偿脾脏供血，也会切除脾脏[12]。

脾脏是人体的免疫器官，切除后，有部分的患者会出现免疫力下降的情况，而且容易合并细菌或病毒感染，出现一些感染性病变。另外，脾脏切除后会引起血小板反应性升高，使得机体处于高凝的状态，容易诱发血栓。

此时要特别注意预防感染，做好保暖工作和饮食、环境卫生；多进食高蛋白、维生素丰富的食品，少食多餐；鼓励进行一些适合身体条件的运动，如散步、行走等。还要严密监测血小板的变化及凝血功能，每 2～3 天检查一次，当血小板上升至 $400 \times 10^9/L$ 时，应及时给予抗血小板聚集药（如阿司匹林、潘生丁等）来避免血小板增多引起的血栓形成；当血小板上升至 $600 \times 10^9/L$ 时，需抗凝治疗，采用低分子右旋糖酐或低分子肝素；当血小板上升至 $800 \times 10^9/L$ 时，必须采用低分子肝素抗凝治疗；用药需血小板下降至 $400 \times 10^9/L$ 以下时，才可停药。有些个别病例可延长治疗时间；对于既往有心血管疾病患者和老年患者，建议长期口服抗血小板聚集药以防止血栓形成。

居家护理要点：

（1）在平常的生活中，患者一定要注意休息，不能太过劳累。按时作息，保证足够的睡眠。

（2）注意保暖，避免感冒。

（3）还要注意饮食，需少食多餐，不要暴饮暴食，也不能吸烟喝酒。膳食种类上要具有多样性，营养均衡，少吃或禁止食用油腻、脂肪含量高及不易消化的食物，口味以清淡为宜，忌食蒜、辣椒等辛辣刺激品[13]。

（4）要严格按照医嘱每天按时按量注射胰岛素，因为胰腺癌患者手术切除脾脏的同时，也会切除部分或全部的胰腺，容易因胰腺功能受损或消失而导致糖尿病。

（5）保证大便通畅，必要时给予助消化药物，若出现腹泻、发热、腹痛等症状应及时就诊。

值得注意的是，患者要定期回医院复查，了解身体恢复情况。

5. 术后为何还要带着管回家？

5.1 引流管

在本章第二部分 3.1 中提到，胰液具有腐蚀性，为防止胰液漏到腹腔，术中会给患者插上引流管，但因患者体质、合并疾病等因素的影响，缝合处的恢复情况存在差异，有些人可能一个月内就能愈合并拔管，有些人却需要几个月甚至更久的时间，这个时候没必要一直住院，可以带着引流管回家。

引流管带回家后，要注意：

（1）妥善固定：千万防止不慎拔脱。可以利用弹力胶带将引流管固定在皮肤上，须低于伤口处，并标记引流管外露的长度，以便及时发现有无脱出，如果引流管拔脱，应立即平躺半小时以上，待病情稳定后去医院就诊。

（2）保持引流管通畅：不管是躺在床上还是下床活动，都要注意避免引流管受压、曲折，间断地挤压引流管，防止其堵塞。如果管有阻塞，家人可以自行疏通，方法为负压抽吸法：拆开固定的胶带，左右固定住管道根部，右手拇指食指捏住管道靠近根部的地方并夹闭管道，然后保持压力一直向下捋到接头处。另一方法为正压冲击法：夹闭管道的远端，在近段迅速大范围挤压管道，会产生正压把管道冲通。

（3）观察引流液的性状：每天及时倾倒引流液并记录流量，每周带着记录去医院更换引流袋。发现引流液突然增多、色泽变红或突然减少，或有粪臭味等时应及时去就医。

（4）每日擦拭引流管口处的皮肤并消毒，观察伤口如有血渗出，渗血范围直径超过 5 cm 且颜色较深，或患者有不适感都应立即就医。

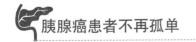

（5）患者要穿着宽松柔软的衣物，洗澡时用塑料保鲜膜覆盖引流管口处，尽量采用擦浴，而且要避免提取重物或过度活动。

需要注意的是，拔出引流管的时机应由医生根据引流的情况来判定，不可自行在家拔管。

5.2 腹部留置的空肠造瘘营养管

有些置入空肠造瘘营养管的患者在术后因为放化疗等原因，造成进食困难，或者发生吻合口瘘，需要继续采用营养管行肠内营养，这时会带着空肠营养管回家。在家要注意空肠造瘘营养管的护理，以防并发症的发生，具体方法如下。

（1）妥善固定，防止扭曲、折叠、受压。可以利用弹力胶带将营养管固定在皮肤上，并标记营养管外露的长度，以便及时发现有无脱出。如果营养管拔脱，应立即去医院就诊。

（2）每次输注完冲洗营养管。使用 20 ～ 30 mL 温开水或生理盐水冲洗管道。

（3）注意观察营养管是否堵塞，如果堵塞可使用注射器反复冲洗、抽吸，或将胰酶溶于温水后注入。

（4）每日擦拭营养管口处的皮肤，并消毒，如果观察到造瘘口处局部皮肤有红肿，及时找到原因并去除，涂以氧化锌软膏。如果自行处理不了，需去医院寻求医生帮助。

6. 术后伤口愈合了，为什么天气转凉还会疼痛？

胰腺癌患者进行的手术是创伤性手术，会引起切口周围神经、血管、肌肉等组织的损伤，神经损伤后就会引起针刺样疼痛或抽痛，一般随着时间的推移，这种疼痛感会消失。但是有部分人在伤口愈合后还是会有疼痛感，尤其是在天气转凉时。

这是因为伤口愈合主要依靠肉芽组织增生和瘢痕形成，瘢痕在形成的过程中可能会压到原本经过的神经，这不仅会影响此处神经的愈合，而且这种卡压（神经受到周围组织的压迫）还会引起长时间的疼痛或者感觉过敏。当天气变凉，敏感的组织及神经感受到变化，就会出现疼痛不适感。

因此在手术伤口的愈合期，应多吃含有维生素 A、维生素 C 及含锌的食物，如胡萝卜、蛋类、核桃等，还要多吃新鲜蔬菜和水果，补充必需氨基酸，增强组织的修复能力。伤口出现疼痛时，可以轻触伤口、转移注意力等方法来减轻疼痛，如果疼痛严重，需要及时就医。

7. 放（化）疗带来的不良反应该怎样应对？

胰腺癌患者手术以后进行辅助化疗可以防止或延缓肿瘤复发，提高术后长期生存率。对于不可切除的局部晚期或转移性胰腺癌患者来说，积极的化疗或同步放化疗有利于减轻症状、延长生存期，提高生活质量。

众所周知，大部分化疗药物、放疗均会产生一定的不良反应，主要体现在骨髓抑制、胃肠道反应、皮肤不良反应、肝损伤、肾毒性等。

7.1 骨髓抑制

骨髓中的血细胞前体的活性下降就是骨髓抑制，其是放疗或化疗常见的不良反应。血液中的红细胞和白细胞都源于骨髓中的干细胞，它们的寿命短，需要依靠骨髓干细胞不断地分裂来补充，化疗和放疗不仅会抑制癌细胞分裂，也会导致正常的骨髓细胞受到分裂抑制，从而使得血液中白细胞、红细胞、血小板等下降。白细胞下降过多，会降低身体的抵抗力，容易出现感染、发热等症状；红细胞、血小板降低，易出现贫血、出血倾向，加重营养不良等情况[14-15]。

因此，化疗或放疗前后要密切注意血象的变化（每周查 1 ～ 2 次），按时到医院复查；发生了骨髓抑制，要及时对症支持治疗，按医嘱服用药物，必要时可推迟化疗或放疗时间，及时调整剂量；化疗或放疗期间要注意保暖，预防感冒，充分休息，减少外出和活动，出门戴口罩，避免去人群聚集之地，并避免磕碰伤以防意外出血；做好个人卫生，包括口腔、肛周及尿道口的清洁；房间内也要保持空气新鲜，通风良好；加强营养的摄入，可食用高蛋白、高纤维素的半流质或流质饮食，如新鲜蔬菜、水果汁、鱼汤、肉汤等。

7.1.1 贫血

化疗导致的骨髓造血功能抑制和红细胞减少会造成贫血，出现乏力、心慌、皮肤和黏膜苍白等表现。化疗后短期内贫血往往不严重，因为红细胞的生命周期短，骨髓短期的造血异常对外周红细胞的影响较小。但是当化疗引起较严重的贫血表现时（临床一般认为血色素低于 60 g/L 时为重度贫血），需要输血治疗。

贫血时也可以进行食补，从食物中获取叶酸、铁等造血原料。含叶酸较多的蔬菜包括菠菜、莴苣、香菜、西红柿、胡萝卜、花椰菜等，一些水果、豆类、坚果类食物及动物肝脏也含有较多的叶酸。含铁较多的食物是动物血、动物肝脏、黑芝麻等。

7.1.2 白细胞减少

化疗过程中白细胞减少容易造成严重感染，需要根据白细胞降低的程度选择一些合适的药物。目前临床常使用的西药种类较多，包括维生素 B_4、利血生、多抗甲素、地榆升白片、鲨肝醇等药物，以及粒细胞集落刺激因子皮下注射，即"升白针"。

"升白针"可以有效升高白细胞，缩短白细胞减少持续的时间，从而减少继发感染的风险或利于控制感染。但此针不是所有白细胞减少的患者都可以使用的。是否使用"升白针"要根据患者的病情、身体状况、化疗方案综合评判化疗后白细胞降低的风险后再行决定。

对于高风险（出现粒细胞减少伴发热风险超过 20%）患者，主张化疗后预防性应用"升白针"。对于中风险（出现粒细胞减少伴发热风险 10%～20%）需要看有没有年龄超过 65 岁、肝肾功能不全、围手术期、既往放化疗病史、开放性伤口等高风险因素，有以上高风险因素的中风险患者主张化疗后预防性应用"升白针"，没有以上高风险因素的中风险患者可以不预防性应用。对于低风险（出现粒细胞减少伴发热概率小于 10%）也没必要提前应用"升白针"。

化疗结束后，家中出现白细胞减少时一定要注意自我保护，一旦发现白细胞开始降低，要及时就医，并注意保暖，保证休息充足，避免着凉，不去人群密集处，降低感染的风险。

7.2 胃肠道的不良反应

很多患者随着放化疗的进行，会出现厌食、恶心、呕吐、腹泻等胃肠道反应，这往往是因为放化疗刺激大脑中的呕吐中枢或损伤胃肠道黏膜造成的。这时要鼓励患者适当进食高蛋白、高维生素、清淡易消化的食物，少量多餐，情况允许时可以遵医嘱服用防止呕吐的药物；保持口腔清洁，可每天多次用漱口水漱口；放松情绪，听音乐或家属陪伴以转移注意力；如果恶心、呕吐严重，应进行护胃补液，以防脱水；饮食上以新鲜米汤、藕汁等流食为主，慢慢加入蛋羹、挂面汤等半流质食物，食欲恢复后，再转为正常饮食。如若腹泻，应观察大便次数及形状，在医生指导下服用调节肠道菌群药物[16]。

药物治疗仍然是减轻化疗所导致恶心、呕吐最主要的办法，目前

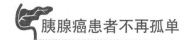

临床常用的止吐药物有五羟色胺 3 受体拮抗剂（如昂丹司琼、帕拉诺司琼等）、NK-1 受体拮抗剂（如福沙匹坦、阿瑞匹坦等）、多巴胺受体拮抗剂（如胃复安）、糖皮质激素（如地塞米松）、吩噻嗪类（如异丙嗪）、抗组胺药（如苯海拉明）等。以上药物可以单独或联合应用。

值得提出的是，频繁的恶心、呕吐会使患者出现脱水、电解质失调、衰弱等情况。极个别的剧烈呕吐还可引起胃贲门部黏膜撕裂出血，使患者出现呕血，进而导致出血性休克。此外，长时间剧烈呕吐会降低患者对化疗的耐受力，并对化疗产生恐惧心理甚至中断治疗。因此，呕吐的治疗需要综合治疗，正确的护理、心理治疗与药物治疗具有同等的价值。

有一点还需要注意，胰腺癌患者在积极止吐治疗无效的情况下，还需要警惕其他致吐的原因。

7.3 皮肤损害

多数化疗药物在治疗肿瘤的同时，往往对头皮内的毛囊细胞有损伤作用，导致患者脱发。这个脱发是可逆的，通常在停止化疗后 1～3 个月毛发会重新长出，但有时重生的头发会有比原有头发更黑或发生卷曲等变化。

化疗药物所致的脱发对患者的身体并没有不良影响。主要问题是由于脱发产生的自身形象的改变。这对某些患者来说可能会有一定的心理压力和思想负担。而脱发后可以通过佩戴假发恢复形象，停止化疗后，头发也能重新长出，其实对此产生的心理负担是没有必要的。因此，即将要接受化疗或正在化疗的患者，对化疗药物所致脱发一定要有正确认识，避免由于认识不够而带来不良心理。

除了脱发，化疗药物的强刺激性还会引起全身皮肤瘙痒，放疗后使得皮肤受损、干燥，也会造成明显的刺痒感，甚至表皮脱落。此时要穿着舒适柔软的衣物以减少衣服带给皮肤的摩擦；保持皮肤的清洁干燥，用温水沐浴，避免使用刺激性皂液清洗，浴后使用松软的毛巾轻拍干皮肤，涂上润肤乳保护皮肤；瘙痒时不能抓挠，可适当地口服抗组胺药物。

另外，有些化疗药物，如卡培他滨、替吉奥等，会导致皮肤色素沉着，表现为皮肤颜色变黑，尤其在脸部更加明显。这是因为药物对血管造成损伤，使血管壁通透性变化，造成静脉壁的增厚和炎性改变，形成色素沉着。但是这种现象也是暂时的，停药后皮肤颜色会逐渐变浅，患者不要有顾虑。同时要注意保持皮肤清洁，定时洗浴，不要用过热的水或有刺激性的肥皂、浴液。外出做好防晒，避免阳光直射。必要时可口服和外用抑制色素代谢的药物，如维生素 C、半胱氨酸等[17]。

7.4 肝损害

肝损害是化疗药物常见的不良反应之一，而且放疗过程中患者的部分肝脏受到照射，也会出现肝功能指标异常的现象，但比较少见。

化疗药物之所以会导致肝损害，是因为它们在肝内代谢转换，药物本身及其代谢产物会干扰肝细胞内的代谢过程，导致肝内胆汁淤积、脂肪变性和坏死，或者直接破坏肝细胞的基本结构，导致肝细胞坏死，或者干扰肝细胞摄取血中胆汁成分，引起间接肝损害。

化疗药物导致的肝损害临床表现主要为血清转氨酶（主要为谷草转氨酶、谷丙转氨酶等）、碱性磷酯酶及胆红素水平升高，肝区胀痛或伴有恶心、呕吐和疲劳，食欲减退等[18]。

化疗期间发生肝损害一般情况下为一过性，多数发生于化疗用

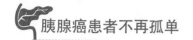

药后1～4周，但也有在用药数月后出现肝病表现。停药给予保肝治疗后多数可快速恢复，关键在于及时发现，因此在化疗前、中、后应定期做肝功能检查，肝功能异常患者应慎用或禁用对肝脏损伤大的药物，并根据损伤情况调整用药剂量。

导致肝损害以后，应该立即停药或减量，根据肝损害程度制定治疗策略。具体为：①根据肝功能受损程度，给予谷胱甘肽、多烯磷脂酰胆碱等保肝药物单独或联合使用。②轻度肝功能损害，患者在停药或减量及保肝治疗后，肝功能会逐渐恢复，可以继续化疗。而严重肝功能损害患者，可能出现肝功能持续恶化的情况，发展为慢性肝损伤，极少数会进展为急性／亚急性肝衰竭，需要住院治疗。③既往乙肝、慢性肝炎患者，出现肝功能损伤，在给予保肝药物治疗的同时，可适当给予抗病毒治疗。

此时，患者除了按照医嘱服用保肝药物外，还要注意多休息，合理作息，进食富含维生素、低脂肪的清淡饮食，食谱多样化，保证营养全面，以提高身体的耐受力；不喝酒、不抽烟、不要乱吃药、多喝水。

7.5 肾功能损伤

许多抗肿瘤药物及其代谢物均通过肾脏排出体外，在肾脏中的浓度较高，所以容易造成肾小管损害和肾小球损伤，出现蛋白尿或肾病综合征。化疗药物造成的肾功能损伤可在用药时即刻发生，也可在长期应用中或停药后延迟发生。

（1）临床表现：患者会出现轻度蛋白尿和血尿，继而可发生肾功能减退，严重可能出现不明原因的肾功能衰竭和尿毒症等。研究发现，化疗药物引起肿瘤细胞急剧破坏导致肿瘤溶解综合征，即由于肿瘤细胞快速破坏，细胞核内的核酸大量释放，导致高尿酸血症、高黄嘌呤血症、高磷酸血症和高钾血症，进而引起急性肾功能衰竭[19]。

（2）致肾损伤药物：在治疗胰腺癌的化疗药物中，会造成肾损伤的药物主要为抗代谢类，如吉西他滨等。吉西他滨是一种新型细胞周期特异性胞嘧啶衍生物，其治疗后约有 50% 出现少量蛋白尿和镜下血尿，偶见血栓性微血管病，血清肌酐与尿素氮升高。

在进行化疗之前，为有效防止或尽可能地减轻药物对肾脏的损害，需要对患者的肾功能及其他加重化疗药物肾毒性的因素（如电解质紊乱等）做出正确的评估，然后选择合理的化疗药物，并做好药物剂量掌控，严格控制累积剂量。因此在化疗期间，要严密监测肾小管功能、尿蛋白和血清肌酐，以及早发现肾脏损害。一旦出现因化疗药物引起的肾损害，应立即暂停或终止化疗。并在医生的指导下，根据不同类型的肾损伤给予相应的治疗。如果患者发生了尿毒症，一般需要血液透析治疗，建议患者遵从医生的意见积极治疗。

另外，患者在治疗期间还要注意饮食：

➤ 食用清淡易消化的食物，忌海鲜、牛肉、羊肉、辛辣刺激性食物、酒及五香大料等。

➤ 低蛋白饮食，选择动物蛋白质为主，如禽蛋、瘦肉、乳类等，这样可以减少消化道对氮的负担，有助于预防代谢性酸中毒、高钾血症和高磷血症，同时使机体在低蛋白供应时重新利用尿素的氨氮合成非必需氨基酸和蛋白质，减轻或预防肾功能衰竭的发展。同时要补足身体所需能量，多吃地瓜、糖类食物等。

➤ 食用新鲜的蔬菜和适量水果，适当饮水，忌食一切补品、补药及巧克力、荔枝等易上火的食品。

➤ 高血钾症的患者要避免吃含钾高的食物，如红枣、香蕉、柑橘、南瓜、酱油、味精等。

➤ 少食用含嘌呤高的食物，如大米、大豆、花生、菜花、菠菜、芹菜、带鱼、豆制品、沙丁鱼、鸡汤、鱼汤、肉汤等，因为这些食物会在代谢的过程中产生过多的尿酸，从而加重肾脏负担，不利于患者康复。

➤ 对于发生尿毒症的患者，在透析治疗后需要补充蛋白质、氨基酸、碳水化合物和多种维生素等，因为这些营养素会在透析的过程中丢失。而且透析期间要根据病情，控制体重，饮水量和进食量要做好记录，保证每天体重增加小于 1 kg，以防饮水过多增加心脏负担，以及造成血液稀释，使得透析出的水分只是循环血液中的水，长此下去会造成细胞内毒素得不到有效清除，造成透析不充分；同时，还可防止患者出现低血压、头晕等症状，因为体内大量积水，透析时往往增加超滤量，短时间内会脱出大量水分。

7.6 口腔黏膜炎及溃疡

化疗药物在杀灭肿瘤细胞的同时，对更新较快的黏膜上皮细胞也有明显的杀伤作用，可抑制上皮细胞内 DNA 和 RNA 及蛋白质的合成，影响细胞的复制和增长，导致基底细胞更新障碍，引起黏膜萎缩，形成口腔黏膜炎及溃疡。而且化疗使患者的身体免疫力下降，因其引起的溃疡部分成了细菌侵入的门户和通道，口腔内细菌增殖活跃，毒力增强，菌群关系失调，致使口腔溃疡加重。

胰腺癌患者的病程较长，口腔内卫生条件差。为预防黏膜炎及溃疡，需要做好口腔护理，如睡前不再吃有刺激性的食物，每餐后、睡觉前使用软毛刷刷牙漱口，两餐之间用漱口液漱口。对已发生口腔炎的患者，每次漱口后局部涂抹维生素 E 液。

7.7 手指足趾麻木（外周神经毒性）

除了以上介绍的几种不良反应外，治疗胰腺癌的一些化疗药物如奥沙利铂、紫杉类等还会导致神经毒性，对外围神经或自主神经造成损伤。主要表现为感觉异常、弱化或缺失，患者会自感麻痹、刺痛、烧灼等，这种感觉障碍常从四肢开始向躯干蔓延并逐渐加重，严重的甚至会侵及运动神经引起运动障碍。化疗药物所致外周神经毒性及其严重程度主要与药物种类、剂量强度和累积剂量等因素相关。

（1）奥沙利铂：其诱导产生的神经毒性分为急性毒性和慢性毒性。急性神经毒性发病急，通常发生在静脉输注时或输注结束后数小时内，表现为手足麻木、疼痛、肢体远端或口周感觉异常或缺失。这种毒性遇冷诱发或加重，可在几小时或几天内缓解，多与输注速度有关。因此在用药时应注意减缓输注速度，且用药期间注意保暖，不要触碰或进食冷的食物，以避免诱发神经病变。而慢性神经毒性与累积剂量相关，通常发生于用药后几个周期内，主要表现为感觉神经功能障碍，如肢体感觉异常伴麻木，严重时可能会出现触感消失、感觉协调障碍，甚至是精细感觉运动协调缺陷，如不能系衣扣、写字、握住物体等。

对于奥沙利铂所致慢性神经损伤，研究发现是可逆的，大多数患者在停药后 6 ～ 12 个月症状逐渐减轻或消失。但也有约 35% 患者在奥沙利铂治疗停止 5 ～ 6 年后神经毒性仍持续存在[19]。目前，减轻奥沙利铂神经毒性的措施主要为调整药物剂量、延长给药时间（4 ～ 6 小时）或者采取"打打停停"的给药策略。

（2）紫杉类药物：其诱导发生的周围神经毒性具有剂量依赖性，

主要表现为感觉神经障碍，如感觉异常、麻木、麻刺感、灼烧痛、冷刺激痛等，尤以痛觉障碍明显，运动神经病变较少见，表现为不能书写、系纽扣等。持续用药会加重神经毒性，严重者会发展为神经源性疼痛（如关节痛、肌肉酸痛等）。而停止用药后，绝大多数患者症状可缓解或消失，但部分使用紫杉醇的患者其神经症状停药后可能持续数年。

化疗期间同时使用神经营养剂（如维生素类、脂肪酸）、钙镁合剂（如草酸盐螯合剂）、神经递质再摄取抑制剂（如度洛西汀）等可在一定程度上减少神经毒性。但此期间还需密切观察，一旦发现造成外周神经损伤，应立即减量或终止化疗，避免造成不可逆的神经损坏。

7.8 腹泻

腹泻也是化疗期间常见的并发症，化疗药物对肠壁细胞产生直接的毒性反应，引起肠壁细胞坏死及炎症，造成吸收和分泌之间的失衡，导致腹泻。另外，癌症患者患病时间长，思想紧张、焦虑导致胃肠自主神经功能紊乱，也是引起腹泻的因素。在此期间患者发生腹泻主要表现为无痛或轻度腹痛，喷射性水样便，一天数次或数十次，合并不同程度的脱水。

患者发生腹泻后，一般医生会根据情况调整化疗药物的用量，并给予抗腹泻的药物（如洛哌丁胺等）、肠道益生菌、抗菌素等治疗。另外，此时患者也要注意：

（1）饮食：宜少食多餐，以易消化、高糖、高蛋白、低脂肪、少渣食物为主，避免辛辣、刺激、过冷、过热的食物。而且此时要禁止食用奶制品以避免加重腹泻。如果患者腹泻严重，需要禁食，采用肠外营养支持，待症状缓解后逐渐给予流食、半流食，安全向普食过渡。

（2）口腔护理：在进餐前后、睡前晨起时用盐水或漱口水漱口，保持口腔的清洁。因为此时患者出现腹泻，往往伴有白细胞减少，免疫力降低，口腔中的细菌易随食物进入肠道引起肠道感染。

（3）腹部护理：严重腹泻者最好卧床休息，注意腹部保暖，可用热敷，以减弱肠道运动，减少排便次数，减轻腹痛等症状。另外，还需注意不能按摩、压迫腹部，且不可受凉。

（4）肛周护理：反复腹泻可能会造成肛周皮肤溃烂、溃疡，甚至导致感染。因此患者在每次便后用软纸擦拭后，用温水洗净，软纸擦干，并在肛周皮肤外涂氧化锌软膏，保持皮肤干燥。如果肛周皮肤已经破损，在用温水洗净后要先消毒再涂抹湿润烫伤膏保护肛周皮肤。

8. 胰腺癌患者要警惕静脉血栓

8.1 什么是静脉血栓

静脉血栓是指静脉血管内形成的血栓，血液在静脉腔内不正常的凝结，由液体形态转变成固体形态，阻碍了静脉腔，导致静脉回流障碍，形成了一系列静脉淤血的症状，称之为静脉血栓。

人体内的静脉分为浅静脉和深静脉。浅静脉是指位于皮下组织内静脉的总称；深静脉是相对于体表浅静脉而言的，位于身体更深层次、更粗大的静脉血管。常见的静脉血栓有浅静脉血栓和深静脉血栓，浅静脉血栓程度较轻，比较常见，像输液经常引起的静脉炎等，都是浅静脉血栓造成。深静脉血栓是指在深静脉内发生的血栓，如未及时治疗，急性期可发生肺栓塞，后期也容易进展为血栓形成后综合征，影响生活和工作能力（图3-5）。

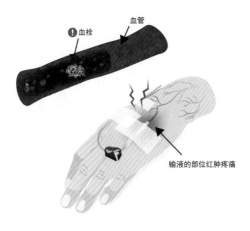

浅静脉血栓示意

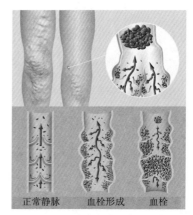

正常静脉　　血栓形成　　血栓

深静脉血栓示意

图 3-5 血栓示意

8.2 胰腺癌患者发生静脉血栓有什么危害

在一些研究中，下肢深静脉彩超检查时，约有 50% 的胰腺癌患者存在深静脉血栓[20]，一项报道称近 60% 的胰腺癌患者有静脉血栓，而其他类型肿瘤患者血栓发生率仅为 15% ～ 25%[21]。

静脉血栓栓塞是导致胰腺癌患者疾病进展的重要因素，其会增加癌细胞向组织浸润的可能性，血栓造成的血流缓慢也有利于癌细胞的增长，并且深静脉血栓造成的肺动脉栓塞及弥漫性血管内凝血是除胰腺癌本身外重要的致死原因。在癌症患者中，静脉血栓栓塞会增加约 7 倍的病死率[22]。

8.3 为什么胰腺癌患者会发生静脉血栓

胰腺癌疾病本身可导致凝血和高凝状态，而高凝状态是发生静脉血栓的重要原因。目前研究发现组织因子是胰腺癌患者处于高凝状态最主要的原因，组织因子是止血的核心和关键因素，其会激活凝血因子 X，并启动凝血过程。在肿瘤的刺激下，上皮细胞、巨噬细胞、单核细胞、纤维母细胞、血小板等中的组织因子水平会明显升高，发生过度表达，最终导致机体血液处于高凝状态，血液黏滞度增高，血流减慢，从而易形成血栓。

8.4 胰腺癌患者怎么知道是否发生了静脉血栓

静脉血栓早期症状不典型，并且难以观察到，在临床中多依赖于影像学检查及实验室检查。影像学检查具有明确诊断的价值，但是在早期检查不易查出，费用昂贵且多数为有创性检查，因此建议先进行实验室检查。

实验室检查的指标包括凝血类标志物、炎性标志物两大类，以及近年来提出的几项新的指标。凝血类标志物主要包括凝血酶、凝血因子、纤维蛋白单体、D-二聚体。炎性标志物主要包括炎症因子IL-1β、IL-6、IL-8、IL-10、C-反应蛋白、P选择素。新提出的指标有类风湿因子、载脂蛋白A、微粒等。

8.5 怎么改善高凝状态，预防静脉血栓

在诊断出胰腺癌以后，应该完善各项检查包括凝血功能相关指标，同时进行深静脉彩色超声检查以排除深静脉血栓。不管是否存在深静脉血栓，如果患者存在高凝状态，应该在治疗的过程中结合一定的抗凝措施。对于晚期胰腺癌患者，在化疗开始的最初3个月内应该使用抗凝药物预防血栓的形成。

临床常用的抗凝药物包括：

（1）低分子肝素：为目前癌症患者最主要的预防和治疗静脉血栓栓塞的药物，其可降低从肿瘤细胞起源的内皮细胞释放的组织因子，从而抑制内皮细胞增殖，控制高凝状态。

（2）阿司匹林：小剂量口服阿司匹林可达到预防血栓形成的作用，其可通过抑制血小板的前列腺素环氧酶，从而防止血栓烷A2

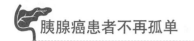

（其可促使血小板聚集）生成，达到抗凝血的作用。

（3）华法林：可通过抑制凝血因子的活化，从而抑制新的血栓形成，限制血栓的扩大和延展，抑制在现有血栓的基础上形成新的血栓过程，有利于机体清除已经形成的血栓。

（4）氯吡格雷：为血小板聚集抑制剂，在体内经过生物转化成活性代谢物（一种硫醇衍生物）来抑制血小板的聚集，从而预防或减少血栓的形成。

（5）利伐沙班：是一种 Xa 因子抑制剂，其选择性地阻断 Xa 因子的活性位点，且不需要辅助因子（如抗凝血酶Ⅲ）以发挥活性。通过内源性及外源性途径活化 X 因子为 Xa 因子（FXa），在凝血级联反应中发挥重要作用。

此外，临床上还有阿西单抗、依替巴肽、替罗非班等药物，它们均可在一定程度上影响血小板聚集功能，抑制血栓形成。

8.6 发生了静脉血栓该怎么办？

胰腺癌患者发现得了静脉血栓后，应积极就医治疗。如果是浅静脉血栓，可在医生指导下进行热敷、超声波、镇静剂、抗炎药物等方法治疗。如果是深静脉血栓，应采用抗凝和溶栓治疗。根据美国临床肿瘤协会 2007 年制定的《恶性肿瘤患者静脉血栓栓塞的防治指南》推荐，患上静脉血栓栓塞的癌症患者抗凝治疗时，最初 5 ～ 10 天首选低分子肝素，长期抗凝治疗也首选低分子肝素，至少治疗 6 个月。对于有转移癌或接受化疗的肿瘤患者，只要肿瘤未消除，6 个月后仍应继续抗凝治疗。对于合并深静脉血栓的肿瘤患者，应接受 3 ～ 6 个月及以上的低分子肝素或华法林治疗。

除了积极治疗，以后生活中也要注意放松心情、不要焦虑；不要抽烟、喝酒；饮食要清淡，食用富含纤维素的食物，保持大便通畅，避免因腹压增高而影响下肢静脉回流；运动要适量适度，避免剧烈运动及按摩，以免造成血栓脱落。如果发生深静脉血栓，还要注意一旦确诊应立即卧床 72 小时以上，避免血栓脱落造成更严重的肺栓塞而危及生命。

9. 胰腺癌患者吃什么好？

生病后吃什么一直是大家关心的话题，胰腺癌患者的消化功能受到肿瘤的影响而变弱，在饮食方面需要格外注意。

9.1 胰腺癌患者饮食要注意什么？

胰腺癌患者无论什么时候，就餐都要有规律性，少食多餐，一日 3～5 餐，不要不停地吃零食，这样会引起胰腺不停地分泌胰液，加重胰腺功能的负担。在膳食上，总的原则是高营养、低脂肪、易消化。要注意营养搭配，一般以碳水化合物（精细面粉食品、粳米等）为主，脂肪和蛋白质的量要适宜，蛋白质选择易消化的，如瘦肉、鸡蛋、鱼类、奶类等。另外，每天安排一些新鲜的蔬菜和水果，补充维生素、微量元素等。入口食物的口味要清淡，烹饪时以煮、炖、熬、蒸、溜、氽等为宜，不要油煎、炸、爆炒等[22]。

9.2 胰腺癌患者适合吃高蛋白、高脂肪的食物吗？

胰腺癌患者可以吃适量的高蛋白食物，但不能吃高脂肪的食物。胰腺癌患者的身体因为消化不良会缺乏营养，高蛋白食物可以提供机体必需的营养物质，适合胰腺癌患者，但要注意适量，以免加重胰腺的负担。而人体对脂肪的消化主要依靠胰腺分泌的胰液，高脂肪食物会引起胰腺分泌较多的胰液，增加胰腺的负担，所以胰腺癌患者不可食用高脂肪的食物。

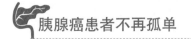

9.3 胰腺癌患者可以吃发物吗？

很多人其实并不理解什么是发物，国语辞典解释"发物"为因富营养或含有刺激性容易使疮疖、内伤或某些病状发生变化的食物。中医解释"发物"为诱发、引发、助发某些疾病的食物。通俗地讲，"发物"是指富有营养或有刺激性容易诱发某些疾病，尤其是旧病，或加重已发疾病的食物。发物的范围很广，在蔬菜、水果、食用菌、海鲜、禽畜等食物中都有发物。如葱姜蒜、辣椒、韭菜、竹笋、菠菜、荔枝、花生、杧果、桃、杨梅、杏、香菇、鱼、虾、蟹、羊肉、猪头肉、鸡蛋、狗肉、牛肉、鸭蛋等。

胰腺癌患者在饮食上需要遵循9.1部分指出的原则，对于违反原则的发物不可吃，如酒、葱姜蒜、辣椒等刺激之物，韭菜、芹菜等粗糙纤维多的食物，糯米、玉米等对肠道刺激大的食物等。另外，根据患者自身的情况，会引起患者过敏的发物不可吃。

9.4 胰腺癌患者手术后该怎么吃？

对于行手术治疗的患者，要根据病情及手术的情况来确定用何种饮食。一般来说，术后三天内禁食禁水，当排气后，可适当地吃些无油全流食，如米汤、果汁或蔬菜汁等，待胃肠道逐步适应后，根据病情再改为低脂半流膳食（如粥、烂面条等）或低脂膳食。

如果施行了小肠造瘘术，可通过造瘘管给予匀浆膳食，要注意给予易消化吸收的食物，如馒头、发糕、鸡蛋、瘦肉、鸡肉、鱼、黄瓜、油菜、豆制品、菠菜、西红柿等，将这些菜烧熟后，再用捣碎机粉碎到适宜的颗粒[23]。

9.5 中晚期患者饮食注意项

对于中晚期的患者，还是按照上述的原则来饮食，但是此时患者的消化能力减弱，机体消耗加重，经口饮食不能保证机体的正常需求，有必要通过静脉营养来改善全身营养状况。

9.6 为什么化疗后胃口会变差

很多胰腺癌患者本来胃口还凑合，但一做化疗后，食欲立即就不好了，对吃提不起兴趣，这是为什么呢？

大致原因为化疗药物通过促进神经活性物质如 5- 羟色胺、多巴胺等的释放，激活外周及中枢神经系统内的相应受体，导致食欲不振等，所以化疗后食欲不振是化疗药物的不良反应引起的。

这时多吃维生素含量高的新鲜蔬菜和水果，不但可以增强抵抗力，还可以增加食欲。另外，给患者补充适量的锌和维生素 B 可以改善味觉，增加食欲。

9.7 做完放化疗有什么饮食禁忌

化疗和放疗均会引起胃肠道不良反应，影响营养物质的吸收，导致患者出现营养不良等情况，因此放化疗之后要注意饮食，补充营养。在饮食搭配上要遵循高维生素、高热量、高蛋白、低脂肪的原则，以清淡易消化的食物为主，选择瘦肉、蛋类、奶类、新鲜水果及蔬菜等。忌食油腻、辛辣、烟酒、腌制食物（如酸菜、豆腐乳等）等。

另外，要根据在放化疗期间出现的不良反应进行食物调整，如白细胞下降后应注意吃一些动物肝脏、菠菜等；出现胃肠道反应可少食多餐，进食高蛋白、高维生素、清淡易消化的食物，避免辛辣、刺激、过冷、过热的食物。

9.8 放化疗后肝功能损伤在饮食上需注意什么

肝功能损伤后在饮食上需要注意：进食富含维生素（如胡萝卜、苹果、牛奶、鸡蛋、南瓜、绿叶蔬菜、橙子等）、低脂肪的清淡饮食，食谱多样化，保证营养全面，以提高身体的耐受力；不喝酒、不抽烟、不要乱吃药、多喝水。

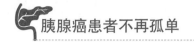

9.9 胰腺癌患者要规避这些饮食谣言

吃是大事，关于胰腺癌患者吃什么的信息在网络、民间流传许多，里面不乏有不实的谣言，患者及家属要注意辨别。以下就常见的几个谣言进行解释。

（1）为了增加免疫力，化疗期间就是要多吃，吃不下时也要强吃

这是不可取的。化疗药物会损伤胃肠道黏膜、造成其水肿而"拒绝接受"食物。这其实是一种机体对胃肠道表皮细胞的自我保护，如果强行进食，就会使它们得不到休息，甚至加重损伤。因此，在饮食上应该少食多餐，先稀后干，吃得下时就吃，吃得下多少就吃多少。

（2）辟谷可以饿死癌细胞

癌细胞与正常细胞一样，都需要从食物中获得营养，辟谷在"饿死"癌细胞的同时，也会殃及正常细胞，造成营养不良，免疫力下降。而且胰腺癌患者的营养状况会影响疾病的进展与转归，因此，这种做法是错误的。

（3）胰腺癌患者只能吃清淡的，不能吃油

患者确实应该低脂肪饮食，但是并不是不能吃油。我们常吃的食用油中含有大量人体必需的脂肪酸，缺乏它们会导致机体代谢异常等。胰腺癌患者可以摄入油脂，只是要注意适量。

（4）营养都在汤里，胰腺癌患者应该喝汤少吃肉

实际上，肉汤中的营养物质多为一些矿物质和维生素，蛋白质还是大多存在于肉中。所以这种观点是错误的，喝汤的同时也要吃肉。

10. 这些起居注意事项你知道吗？

生病以后在屋里待着、床上躺着、想睡就睡、想吃就吃是很多人认为生病后的日常。胰腺癌患者的病程较长，长期按照这样的起居会不利于身体的恢复。

对于全身状况较好的患者，要养成一个良好的生活起居习惯，如同健康的人一样，按时起床、睡觉，每天规律进食及活动；注意个人清洁卫生，每周沐浴 2～3 次，并参加适量的轻度劳动。这样不仅可以调理身体状态，有利于控制病情，还能帮助心态恢复平和，缓解治疗的压力。

身体状态不好的患者，需要绝对卧床休息，家属可协助患者选择相对舒适的卧姿，每天按时给患者进食，饭后漱口；定时给患者翻身、肌肉按摩，情况允许的话，患者也可自己在床上活动活动四肢；每周定期给患者擦拭身体，更换干净柔软的衣物。

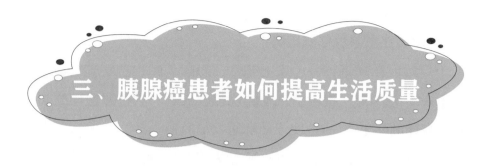

三、胰腺癌患者如何提高生活质量

1. 正确认识癌痛及有效处理的方法

说到疼痛，很多患者深有感触。作为胰腺癌的主要症状之一，疼痛普遍发生于患者之中，尤其是中晚期的患者。有研究发现，在疾病进展期内，75%的患者会经历不同程度的疼痛，其中25%～30%的患者经受着严重的疼痛[23]。这不仅严重影响着患者的日常生活，也成为他们发生抑郁、焦虑等心理问题的主要原因之一。那么应该怎么缓解疼痛呢？

1.1 什么是癌痛

在寻找方法之前，首先来了解一下什么是癌性疼痛（简称癌痛）。癌痛是癌症或相关性疾病及抗癌治疗所致的疼痛，也就是说，胰腺癌癌痛主要包括三个方面，一是癌症本身导致的疼痛；二是在治疗癌症的过程中，放化疗等引起的不良反应导致的疼痛；三是患者感染及慢性疼痛性疾病诱发的疼痛。有研究表明，75%～80%的癌症患者疼痛是由于癌症自身发展引起的[24]。

1.2 为什么胰腺癌会引起癌痛

胰腺癌之所以会引起疼痛，一方面是因为癌细胞在自身增值的过程中，压迫胰腺周围神经纤维，造成损伤引起疼痛，同时癌细胞还会释放一系列的因子（如细胞因子、化学因子及生长因子），它们会刺激神经元，造成神经性的疼痛。另一方面，癌痛引起的顽固性疼痛会加剧患者心理对疼痛的敏感程度，从而引起心理性疼痛。可见，在应对疼痛的时候，不仅要采用系统和规范化的治疗，还要注重心理治疗。

1.3 怎样治疗癌痛

癌痛会随着病情的进展逐渐加重，而且具有顽固性。当胰腺癌患者出现癌痛时，应该积极就医，通过规范化的治疗来减轻痛苦。有统计发现，90% 以上的癌痛通过系统治疗，都获得了良好的控制[25]。

在临床上，治疗癌痛并不是简单地使用药物治疗，而是以药物治疗为主的综合性治疗，还包括介入、手术、神经阻滞、麻醉、心理干预等多种治疗方法，最大程度的减轻患者的癌痛程度。

在用药方面，临床会遵循世界卫生组织（World Health Organization，WHO）提倡的原则，即按阶梯用药、按时给药、首选口服给药、个体化给药、注意具体细节[26]。其中按阶梯用药也就是常说的"癌痛三阶梯治疗"，三阶梯就是根据癌痛程度，按顺序由弱到强或由一级到三级逐级选择给药。具体如下：

第一阶梯：应用非阿片类药物，主要是治疗轻度至中度的疼痛，代表药物为阿司匹林等。这类药物多会引起胃肠道的不良反应，但昔布类药物的胃肠反应及肾损害等不良反应轻，近年来已经用于临床。

第二阶梯：应用弱阿片类药物，主要用于第一阶梯用药后仍然有疼痛的中度疼痛，以可待因、奇曼丁（盐酸曲马多缓释片）、双克因（酒石酸二氢可待因控释片）等为代表。

第三阶梯：应用强阿片类药物，主要适用于重度疼痛，以及应用了第二阶梯药物后疼痛仍然不能有效缓解的患者，以吗啡（应用最普遍的为硫酸吗啡控释片）为代表，多需要联合使用非阿片类药物[27]。医生会按照患者的身体状况、疼痛等级等综合考虑使用镇痛药物。

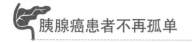

1.4 治疗中是按时给药，为什么不是只在疼痛时吃药

根据癌痛治疗的原则，在治疗的过程中，是按照时间来服用药物，而不是发生疼痛了再吃药，很多人对这一点有疑惑，其实按时给药一方面是为了使药物在人体中维持一定的血药浓度，以达到长效镇痛的效果；另一方面是为了避免阿片类药物的成瘾性。

1.5 面对癌痛，家属该怎么办

胰腺癌患者在与癌痛做斗争的时候，家属做好以下几点也可以帮助患者缓解疼痛。家属要积极向护士了解疼痛的危害性，以及患者使用镇痛药物的不良反应，知道用药期间可能会出现的不良情况及应对方法，积极配合医生的治疗工作，并在生活起居上对患者悉心照料。同时，家属要做好自己的心理调节，因为家属的心理状态会直接影响患者的情绪波动，降低治疗癌痛的效果。

1.6 吗啡是会上瘾的药，到底该不该用

在治疗癌痛的过程中，吗啡等阿片类药物是应用较多的核心药物，而有些患者或家属十分担心使用这类药物会上瘾，认为它们是"毒品"，所以拒绝使用。其实，这种担心是没有必要的。吗啡等阿片类药物确实会产生一定的依赖性，但是依赖性分为躯体依赖性和精神依赖性，我们常常担心的上瘾一般是指精神依赖，也就是对药物产生强烈的渴望，追求欣快感带来的心理需求。

值得注意的是，镇痛感并不等同于欣快感。随着医学的发展，吗啡等阿片类药物在不断提纯、改进，在人体中能够缓慢有序的释放，而且在科学规范的治疗过程中，使用吗啡都有严格的剂量限制，极少会产生欣快感，出现精神依赖性的危险很小，成瘾的概率为0.03%[28]。

因此，胰腺癌患者出现癌痛可以放心地使用吗啡等药物，只是需

要在医生的指导下规范使用。

2. 发生黄疸也要做好皮肤自我防护

大多数的胰腺癌患者会出现黄疸，尤其是晚期患者。这是因为正常情况下，胆内合成分泌的胆汁经过胆道流入十二指肠，再流入小肠，而胰腺上的肿瘤恰恰会堵塞胆道，使得胆汁不能顺利流入小肠，这个时候胆管压力增高，胆汁反流进入血液就会出现黄疸，即皮肤巩膜黄染（图 3-6）。

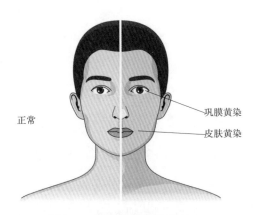

正常
巩膜黄染
皮肤黄染

图 3-6 皮肤巩膜黄染示意

黄疸不仅会使皮肤的颜色加深，还会引起严重的皮肤瘙痒，这可能是因为胆汁中的胆汁酸或胆盐在血液中滞留，刺激神经末梢导致的 [29]。虽然瘙痒不会直接威胁生命，但会使患者感到难以忍受，甚至影响睡眠及生活质量。而剧烈的瘙痒下不断搔抓皮肤，有时可因抓伤皮肤造成细菌感染，也可能引发神经衰弱的症状，极大地增加患者的精神压力。这时，在积极治疗黄疸的同时，做好皮肤的自我防护工作显得尤为重要。

具体皮肤护理的方法为：定时清洁皮肤，不要太勤，一周两次左右，沐浴时水温不能太烫，最好使用温水，洗时不要用力揉搓，不用肥皂等碱性强的东西来清洁。平时保持皮肤干燥，定期修剪指甲，穿着柔软宽松原料为纯棉、丝织物的内衣，以防摩擦皮肤；床上用品最好也选用棉质或丝织物，并定期更换，保持清洁干净。皮肤瘙痒的时候轻轻拍打或用无菌纱布擦拭的方法来缓解，如果瘙痒较为严重，可以使用甘油水、冰霜等常见的润肤止痒乳液涂抹瘙痒严重的部位，每天涂抹两次，注意涂抹前最好用温水先擦拭干净。

3. 拥有良好的心态是关键

患了胰腺癌确实是很不幸的事情，经受各种复杂、痛苦的治疗，还要应对伴随而来的社会地位变化，家庭及经济问题等不确定因素，使得患者心理出现不安、焦虑，甚至恐惧。有些患者进而就对生活失去了信心，丧失了生存的欲望。而这样的心态往往会加速疾病的发展，因为人在悲观、抑郁的状态下，身体的免疫力会下降，这就给了癌细胞有可乘之机。有文献报道，由癌症引发的心理问题（如抑郁）与肿瘤本身、躯体症状、体能状况、化疗及癌痛等并发症相关，而抑郁等心理问题会反过来加重癌痛和疲倦等症状，以及治疗的不良反应，从而降低患者的生活质量，增加住院时间，对肿瘤的发生、发展和预后转归均有不容忽视的影响[30]。

在与癌症抗争的路上，保持良好的心态是一剂"良药"。有很多研究发现，在治疗的过程中，有针对性的干预患者的心理，不同程度地减轻他们的焦虑、抑郁等不良情绪，对缓解癌症及治疗引起的疼痛感、改善睡眠质量等方面都有积极的意义，还能提高患者的生活质量。而且也有不少晚期肿瘤病例，由于有旺盛而坚强的求生意志，加上恰当的治疗，得到了意外的缓解甚至治愈的病例。

胰腺癌患者该如何调整心态，减轻不良情绪呢？首先要学会从心理上接受已经患癌的事实，勇敢地去面对它，接受以后心情就会平静下来；然后主动去了解这个疾病，只有正确地认识癌症，才不会产生无端的恐惧，影响心态；再者要学会倾诉，对家人诉说患病后的所思所想，正在承受的痛苦及此时的打算等，对患者同伴聊聊在治疗中积累的经验、听说的治愈案例等；最后可将注意力转移到自己感兴趣的事情上，多参加文娱活动，生活上自己能做的事情尽量自己做，以产生良好的心理暗示，肯定自己的价值。

除了患者，家属拥有良好的心态也很重要。家属往往承受着巨大的心理压力，约30%的家属出现了严重的心理疾病，如焦虑、抑郁等。这也是可以理解的，家属需要面对可能失去至亲的恐惧，忙碌着联系医院、安排住院及此期间各种繁杂事情，负担着长久治疗过程中的坎坷和沉重的经济负担，承担着来自社会、家庭、自身工作的压力。

虽在治疗癌症上家属没法给予患者帮助，但是很多时候家属可以给予他们精神力量。而且家属的反应在很大程度上会影响患者的心理，进而影响治疗的效果及生活质量。因此，家属要采用适合的方式来减轻心理压力，调整好心态，在患者面前要表现出积极乐观的一面，鼓励患者坚定治疗和活下去的信心。

4. 几个妙招帮您改善睡眠质量

由于各种不适症状及多种复杂的治疗和护理等原因，加上精神上的压力，很多胰腺癌患者睡眠质量受到影响，出现了睡眠障碍，主要表现为难以入睡或者醒得过早、夜间醒来的次数超过 2 次、睡不安稳、多梦、总的睡眠时间少于 6 小时等。统计发现，有 30% ～ 60%

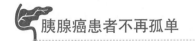

的癌症患者受到失眠的困扰 [31]，而且持续时间在 18 个月以上。

睡眠障碍会给全身各系统带来严重的问题，包括免疫系统、心血管循环系统、内分泌系统及神经系统，进而影响生理、心理健康及临床治疗结果，加重睡眠障碍，这样就形成了恶性循环。

4.1 胰腺癌患者怎样应对失眠

胰腺癌患者要改善睡眠质量，首先要消除不良心态。对疾病及其因治疗而引起的不良反应要有一个正确的认识，勇于面对现实，尽力去排除焦虑、恐惧、担心等问题，保持一个平静而稳定的心态。此外，要找到失眠的原因，对症治疗。无论是心理问题还是身体疾病，出现失眠最好及时就医，找到病因，再对症治疗。很多患者失眠的原因是癌痛，因此要积极防治不能耐受的疼痛或不适，根据疼痛的原因、部位和性质，采用镇痛药物等有效缓解疼痛的方法，消除不适以帮助入睡。也有些患者会伴有其他疾病，在夜晚表现出咳嗽、心慌、气促、腹泻、呕吐等较重的症状妨碍睡眠，这时也要积极治疗这些疾病。由于心理问题引起的失眠，需要请心理或精神科医生会诊，确诊后给予合适的药物治疗，从而从根本上改善失眠。

4.2 助眠小妙招

在积极治疗的同时，以下几招可以帮助患者改善睡眠质量。

（1）改变不良的睡眠习惯：不良的睡眠习惯会破坏正常睡眠节律，所以患者要先改掉之前的一些坏习惯，如在睡觉之前喝茶、咖啡、饮酒，在床上看电视、看书，睡眠时间不规律等。

（2）营造良好的睡眠环境：睡眠环境对睡眠也有较大的影响，在熟悉、温暖、空气流通的环境中有利于入睡，所以可以从睡眠环境入手，室温要舒适，尽量避免声音、强光等的干扰。

（3）采用恰当的放松方法：睡前用适当的方法放松身心有助于诱导入眠，也可提高睡眠质量。常用的方法有倾听舒缓的音乐、横膈膜式深呼吸、渐进性肌肉放松等。

横膈膜式深呼吸具体方法为：先将右手掌心朝下放在胸部，左手盖住肚脐；然后缓慢吸气，使气体到达腹部，腹部隆起，尽力扩张到最大；呼气时缓慢吐出气体，收缩腹部，直至收缩不了。整个呼吸的过程中保持胸腔不动，并保持节奏，细心体会腹部的一起一落（图 3-7）。

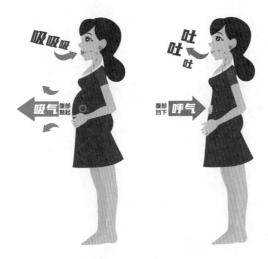

图 3-7 横膈膜式深呼吸

渐进性肌肉放松具体方法为：坐下或者躺好后先绷紧头部的肌肉5 秒左右，体会紧张的感觉，然后很快的彻底放松绷紧的肌肉，细心体会放松肌肉的感觉，接着按照这个方法从头到脚做一遍，感受肌肉的一松一弛（图 3-8）。

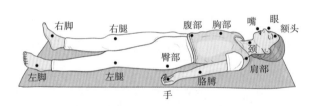

渐进性肌肉放松法

图 3-8 渐进性肌肉放松（具体方法可在网页上搜索相关视频学习）

4.3 失眠时吃安眠药有效吗

对于有睡眠障碍的胰腺癌患者，如果不是因为癌痛而失眠时，服用安眠药也是一种解决失眠的手段，但是安眠药是处方药，使用上有很多的禁忌，且有较多的不良反应，长期使用还可能产生耐受性和依赖性，如果错误服用甚至会长久的破坏良好的睡眠习惯，所以一定要遵医嘱服药，不要自己多服、漏服或不遵照注意事项随意服药。

对于心理问题（如双相情感障碍、抑郁、狂躁、焦虑等）引起睡眠障碍的患者，仅靠口服安眠药是无法达到理想的情绪和睡眠需求的，需要配合相应的精神类药物联合治疗，否则可能会延误病情或加重病情的发展。因此失眠的时候最好及时告知医生，接受规范化的治疗，不要擅自服用安眠药。

5. 合理运动才有益

随着医学知识的普及，大家都知道运动对身体有益。而且有研究已经证明，患癌后进行运动可以降低癌症复发的风险，且在多种癌症中，运动可以改善患者的总体生存状况[32]。美国癌症学会制定的最新营养和身体活动指南建议，肿瘤患者在诊断或治疗后应尽快恢复正常活动。

对于胰腺癌患者来说，进行适量、恰当的运动确实对身体恢复有益，但要注意根据个人的情况选择合适的运动方式和时间。总体来说，胰腺癌患者要运动，宜选择动作缓慢柔和、肌肉协调放松的运动方式，坚持少量多次，量力而为，循序渐进，劳而不倦的原则。出院后恢复较好的患者，推荐运动方式包括散步、气功、简单的瑜伽、太极等，运动的时长和频次根据自身情况调节，以不疲劳为宜。治疗期或出院后身体较弱的患者，推荐慢性行走，适度活动四肢，每天坚持十分钟左右。对于卧床不起的患者，建议家属每天按摩其肢体，协助翻身，防止关节僵直与肌肉萎缩。

需要注意的是，具体选择哪种运动方式需要根据患者的具体情况而定，如果存在贫血、其他影响疾病的并发症时，最好延迟运动，待这些因素改善后再进行。而且无论进行什么运动之前，都应该先咨询医生，在身体评估合格并得到医生的批准后再开始。

参考文献

1. 王建国，任鸿飞.肥胖可显著增加胰腺癌的患病危险 [J].国外医学（内科学分册），2002，29（5）：45.

2. 张丽，王兴鹏.对胰腺癌危险因素及其预防的再认识 [J].胃肠病学，2006（06）：370-372.

3. 朱莉清.幽门螺旋杆菌感染与胰腺癌发生病因相关性研究 [J].中国保健营养，2016，26（026）：104.

4. 虞先濬.胰腺癌会遗传吗 [J].江苏卫生保健，2017（11）：11.

5. 崔慧娟，小徐.癌症康复后的重要任务——定期复查 [J].中老年保健，2009（09）：16-17.

6. 丁保锋.胰腺癌术后复查 [J].抗癌之窗，2014（08）：44-45.

7. 张频.肠内营养对胰腺癌患者术后营养支持的探讨[J].中国实用护理杂志,2013,29(z2): 55-66.

8. 廖泉,赵玉沛.重视胰腺癌围手术期的营养支持[J].腹部外科,2004(04):201-202.

9. 魏兆荣.胰体尾切除术后发生胰瘘的相关因素研究(硕士学位论文,南京医科大学) [2021.8.11]https://kns.cnki.net/KCMS/detail/detail.aspx?dbname=CMFD201802&filena me=1018042604.nh.

10. 金子,周雪玲.胰腺癌患者术后并发症的观察及护理[J].中国误诊学杂志,2007(29): 7078-7079.

11. 李倩,方小萍,黄晓萍,等.胰腺癌围手术期患者高血糖管理的研究进展[J].护理学杂志, 2019,34(05):100-103.

12. 甄作均,王峰杰.胰体尾部肿瘤手术切除的相关问题[J].实用医学杂志,2010,26(10): 1681-1683.

13. 刘轩轩,李华丽,郭宇.全胰腺联合多脏器切除术围手术期护理[J].护理实践与研究, 2013,10(10):68-69.

14. 方静.吉西他滨治疗晚期胰腺癌不良反应的护理[J].浙江中西医结合杂志,2011,21(6): 441-443.

15. 王琳媛.胰腺癌放射治疗的不良反应观察与护理措施研究[J].医药卫生,文摘版:00163-00163.

16. 陈丽丽.晚期胰腺癌吉西他滨联合替吉奥化疗不良反应的护理体会[J].浙江医学,2013, 000(017):1610-1612.

17. 李燕,刘继彦.替吉奥治疗晚期胃癌的不良反应及其护理[J].华西医学,2012,27(4): 588-589.

18. 彩霞,赵远红.常用抗肿瘤药物的肝损伤机理及中西医防治述要[A].2013年全国中医肿瘤学术年会论文汇编.[2021.8.11] https://www.ixueshu.com/document/576bb22bf2d68887dbce0 40b2f6ff18c318947a18e7f9386.html.

19. 柯洪琴,于慧斌,梁俊,等.化疗药物所致外周神经毒性及其防治[J].湖北医药学院学报, 2015,34(03):318-322.

20. 李国平.胰腺癌与凝血相关因素的研究进展[J].复旦学报(医学版),2018,45(001): 106-112.

21. 王龙，辛毅，湛先保．胰腺癌相关静脉血栓文献复习 [J]. 现代肿瘤医学，2017，25（15）：2517-2520.

22. 李小青．胰腺癌患者如何保证膳食营养 [J]. 人人健康，2012（21）：37.

23. 陈璐，钱文茹．中西医结合护理在癌痛患者中的应用 [J]. 河北中医，2014，36（9）：1415-1416.

24. 袁媛．胰腺癌患者的疼痛护理 [J]. 健康之友，2020，1：213.

25. 李婕琳．胰腺癌疼痛治疗方法简要综述 [J]. 中国医药指南，2010，8（06）：36-38.

26. 李文杰，刘金玉，司倩，等．癌症疼痛药物治疗理念的发展与变迁 [J]. 医药导报，2021，40（01）：45-51.

27. 向琴，周崑．胰腺癌的癌性疼痛保守治疗方法 [J]. 大家健康（学术版），2014，8（12）：83.

28. 马建军，叶萍．麻醉药品的成瘾性与合理使用 [J]. 新疆医学，2008，38（008）：43-44.

29. 金柳珠，李影，戚思华．黄疸皮肤瘙痒患者实施皮肤护理管理的效果观察 [J]. 现代养生，2018（20）：184-185.

30. 贾林，尚鸳鸯，江舒曼，等．胰腺癌患者抑郁症状与生存质量的关系 [J]. 中华医学杂志，2009，26：1847-1849.

31. 周安秀，秦海娇，梁务清．癌症患者睡眠障碍的研究现状 [J]. 中国临床新医学，2016，9（09）：841-844.

32. 陈海泉．肿瘤患者：多活动有益健康 [J]. 康复，2017，6：58-58.

第四章

产学研合作共克胰腺癌

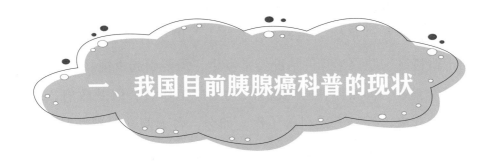

一、我国目前胰腺癌科普的现状

在 2020 年 4 月国家卫生健康委员会公布的《中国居民健康素养监测报告（2020 年）》中显示，我国居民健康素养水平稳步提升，由 2012 年的 8.8% 上升至 2020 年的 23.15%，较 2019 年提升 3.98%[1]。但通过监测发现，我国居民的健康素养水平在城乡、地区、人群间的不均衡分布现象依然存在，农村居民、中西部地区居民、老年人群等的健康素养水平相对较低。

面对人民群众日益增长的健康需求，我国的医学健康科普工作却仍处于起步阶段，主要表现为优质科普作品数量少、学术主导不够、规范管理不足、信息混乱驳杂、知识零散细碎、描述过于专业、推广方法不多等。这是国内总体医学健康科普的现状，也是胰腺癌科普的现实问题。

随着人们生活方式的改变，胰腺癌的发病率逐年增长，尤其在上海等发达城市中，患病的人数越来越多，但是很多患者却未能在患癌早期接受正确治疗，导致治疗后长期生存率较低。造成这一现象的原因之一就是缺乏科普，人们对于该病的认知不足。

对胰腺癌的认识不足导致患者在身体不舒服的时候往往想不到可能是胰腺出现了问题，因此延误了病情，耽误了最佳的治疗时机。如患者自觉中上腹饱胀不适，只认为是胃肠病；腰酸背痛，只想到是腰肌劳损、骨科的问题；眼睛黄了，只以为是肝病；莫名其妙血糖增

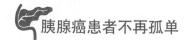

高、消瘦就只想到是糖尿病等。在临床上，因患者对胰腺癌的认识不足而走错科室，耽误治疗的情况经常发生，需要引起重视。

针对这些现实的问题，我们广大医疗工作者，以及政府、企业都应行动起来，积极开展科普工作。如今，各大网站上相继发表了很多关于胰腺癌科普的文章和视频，但是信息驳杂，缺乏系统性、科学性；胰腺癌科普书籍也相继问市，但是相比其他癌症的科普书籍，其种类较少；对胰腺癌疾病的医学科普相关活动也在陆续进行中，但是人群覆盖范围有限。可见胰腺癌科普工作任重道远，需要各界人士齐心协力，共步维艰。

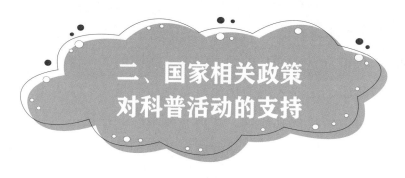

二、国家相关政策对科普活动的支持

医学健康科普对疾病的预防和预后等方面均有重要的意义，因此国家相继出台了一系列政策，大力支持健康科普工作，如《"健康中国 2030"规划纲要》《健康中国行动（2019—2030 年）》等文件均强调要加大健康科学知识宣传力度，提高人们对疾病的认知理念；《国务院关于实施健康中国行动的意见》则要求各地政府及部门实施健康知识普及行动[2]。

在癌症科普方面，国家有关部门也相继发布了《中国癌症防治三年行动计划（2015—2017 年）》[3]《关于加强肿瘤规范化诊疗管理工作的通知（国卫办医发〔2016〕7 号）》等文件，指出各地区、各部门要鼓励社会组织和癌症防治机构共同行动，加强癌症防治知识科普宣传，提高全民防癌意识。并在《健康中国行动——癌症防治实施方案（2019—2022 年）》[4]中提出目标，即到 2022 年，癌症防治核心知识知晓率达 70% 以上。

除此以外，2020 年 4 月国家卫生健康委疾控局号召开展全国肿瘤防治宣传周活动[5]，以"癌症防治共同行动"为宣传周主题，倡导政府、社会、个人积极行动起来，打造健康支持性环境，广泛开展防癌科普宣传，提高全社会癌症防治意识和能力。可见国家高度重视健康知识普及，鼓励社会各界（包括教育和技术机构、企业、传媒等）参与到科普事业中，推动形成社会化科普工作格局。而在肿瘤科普方面，政策的支持极大地推动了肿瘤防治知识的传播，社会各界应积极配合国家努力实现肿瘤防治工作的主要目标。

三、企业以患者为中心的治疗观念的转变

"以患者为中心"是在我国改革开放取得重大成就，社会经济高速发展，人民物质生活逐渐富裕，这是精神需求日益上升的背景下提出来的。所谓"以患者为中心"，首先是医院为患者文明服务的一种高层次要求，这种要求更多偏重在精神方面，包括维护患者的权益、尊重患者的人格和尊严，以及使患者享受更方便、舒心的就医环境等。

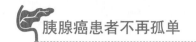

但是整个医疗卫生服务体系并不只有医院，还包括政府、制药企业等，因此"以患者为中心"还有更深层的含义，就是向以人为中心的思想观念转变，这在某种意义上也反映着在经济发达、物资丰富后，社会更加重视人本身和在文化意识形态领域对人文思想的呼唤。

1. 为什么要"以患者为中心"？

在"以患者为中心"的思想观念提出以后，多年来国家相继出台了一系列的医改，如两票制、"4+7"带量采购、基药目录、辅助用药、处方权限等，旨在合理配置有限的医疗资源和财政资金，关注成本效益，提高医疗资源的利用率和群众满意度。而且各层面围绕患者的医疗改革不断推进，均以着重解决医疗服务升级、创新药物可及性、医疗支付改善等多方需求，最大程度放大患者的声音为改革方向，围绕患者不断推进医疗改。

整个医疗环境的改变也涉及医药企业，因为企业生产的产品最终服务于患者，他们需要关注的不仅仅是产品本身，还要关注患者使用产品后的临床效果及用药体验。企业清晰地表达和交流他们以患者为中心的策略，能使其从行业中脱颖而出，成为医疗专业人士可信赖的合作伙伴。

2. 企业的转变

2.1 倾听患者的声音

之前企业的视角总是来自于我们医生，从医生处获取患者的信息，如患者用药体会、疗效、需求、兴趣等。但是这种途径获取的信息不全面、不具体且缺乏真实性。而以患者为中心，就需要倾听患者的声音，了解他们想要什么、想要获得什么帮助。如今，我们可以看到，企业改变了视角，他们从多种渠道（如聘请咨询公司）了解患者的真实需求，努力理解患者的感受，为患者服务。

2.2 重视患者教育

在国家政策的引导及"以患者为中心"理念的影响下，企业越来越重视患者教育，开展了多个不同形式的项目为患者传播疾病相关的知识，如成立咨询中心专门解答患者的疑问，为患者提供全面的疾病知识及用药指导；制作患者教育手册、出版健康教育科普书籍，为广大群众和患者科普相关疾病知识与护理方法；邀请医学专家为患者进行疾病教育知识讲座等。以此帮助患者学习如何科学地管理好疾病。

2.3 加大公益事业投入

许多企业本着为患者着想、回馈社会，在重视患者教育的同时，也不断加大对公益事业的投入。企业参与公益事业主要有以下两个方面：

第一，患者援助：由于医学技术发展，大量疾病可以得到更好的救治，但随之而来的是高昂的诊疗费用，为了更好地帮助更多患者可以接受规范诊疗，企业开展患者援助项目，为患者提供诊疗所需的药品、开展义诊活动、现金援助（基金会）、发布患教资讯等。

第二，学术科研：通过定向募集资金，从而在各学科领域内支持各种形式的学术科研活动，使得学术活动可以更合理合规的开展，提高我国学术学科发展建设。企业主要以资金赞助等方式支持学术会议、支持学术科研、支持基层学科建设、支持开展病例研讨。

2.4 理念更新

企业在落实"以患者为中心"时，从患者的角度出发，开展的所有业务均以满足患者的需求为核心考量，在理念上逐步更新，从"以

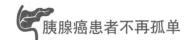

患者为中心"升华到"和患者在一起",不仅在思想层面上为患者思量,还在产品研发等项目中鼓励患者参与。

以患者为中心的药物研发,意味着需制定使患者利益最大化的研究方案,并充分尊重和体现患者的意愿。企业鼓励患者参与药品研发的整个阶段,由此得知患者最真实的治疗诉求,据此在研究设计中突出产品的特色,不再是基于假设来设计,而且患者有针对性地对研究设计方案提出修改意见,可以更好地完善产品,得到患者的认可。另外,患者招募等工作相对容易,从而利于获取完整可靠的临床研究数据。患者越早参与,在临床研究设计中患者的观点和需求就会被更加充分地考虑,将更能提高患者体验和临床研究的整体质量。

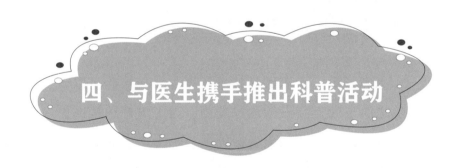

四、与医生携手推出科普活动

给患者进行疾病相关知识的科普,使患者能够科学的管理自身疾病,看似简单,其实是一件艰难的事情。很多企业在开展科普活动时,常常会选择携手医生。

1.医生是科普的主力军

我们医生在完成日常的诊疗工作之余,也会进行患者科普工作,向广大群众传播医学知识,这是作为医生的责任和义务。医生具有专业的医学知识背景,在做科普时更具科学性和权威性,而且医生每天与患者面对面交流，知道患者在诊疗的过程中最关心、最想要了解的知识点，懂得患者最应该弄明白和注意的临床诊疗和护理要点，了解患者在就医的过程中常犯的错误和误区。因此医生做科普能够达到更好的效果，是科普的主力军。

而且我们医生以为患者解决问题作为终极目标，将临床与科研结合在一起，在临床中不断探索新的技术，发展和创新用药方案和诊断方案，是创造和掌握最新治疗手段和技术的群体。在做科普的时候能够将最新的医学技术和治疗药物信息传递给大众。

另外，医生做科普可以让更多的人知道医生每天在做的事情，获得更多患者的信任，改善医疗关系，并且科普也是与同行进行交流的形式，增进医生自身的专业水平。基于此，越来越多的医生加入到了科普大军中。

2. 企业与医生携手共推健康科普事业

企业携手医生共同开展科普活动，可以在保证和提高科普质量的同时，还能借助我们医生的影响力，尤其是知名专家，以此让更多的患者受益。患者不仅可以学习科学、实用的健康知识，还能获取最新的治疗方法和技术，了解最新的治疗药物信息。

联合开展科普活动的形式比较多样，包括企业支持医生出版相关疾病的科普书籍及手册、企业组织并邀请专家以短视频、会议论坛等方式为患者进行疾病相关知识宣教、通过互联网提供医生在线服务随时为患者答疑等。

在胰腺癌的科普方面，为倡导公众对胰腺癌的科学认知与重视，提高早期诊断和规范化治疗率，给患者带来切实的健康关爱。近年来在企业的倡导下，与我们医生举办了多个活动，开展了多个项目，如世界胰腺癌日，企业联合胰腺肿瘤专家团队举办线上科普义诊活动；企业在胰腺癌相关公益科普活动中，邀请多位胰腺癌领域权威专家，分别从早期症状和诊断、手术治疗及术后注意事项、药物治疗、多学科诊疗模式、综合治疗及随访、营养治疗及居家照顾等多个角度，深入剖析胰腺癌的诊疗、综合管理现状；企业通过邀请胰腺癌治疗专家拍摄科普短视频向公众普及胰腺癌相关知识，并出版胰腺癌科普书籍，为广大胰腺癌患者服务等。

参考文献

1. 宣传司 . 2020 年全国居民健康素养水平升至 23.15%[EB/OL].（2021-04-01）[2021.7.20]. http://www.nhc.gov.cn/xcs/s7847/202104/6cede3c9306a41eeb522f076c82b2d94.shtml.

2. 国务院 . 国务院关于实施健康中国行动的意见 [EB/OL].（2019-07-15）[2021.7.20]. http://www.gov.cn/zhengce/content/2019-07/15/content_5409492.htm.

3. 疾病预防控制局 . 关于印发中国癌症防治三年行动计划（2015—2017 年）的通知 [EB/OL].（2015-09-10）[2021.7.20]. http://www.nhc.gov.cn/jkj/s5878/201509/656437bc5c7e4cd0afb581de85be998a.shtml.

4. 卫生健康委 . 疾病预防控制局 . 卫生健康委印发健康中国行动——癌症防治实施方案 [EB/OL].（2019-09-24）[2021.7.20]. http://www.gov.cn/fuwu/2019-09/24/content_5432587.htm.

5. 疾病预防控制局 . 国家卫生健康委疾控局关于开展 2020 年全国肿瘤防治宣传周活动的通知 [EB/OL].（2020-03-23）[2021.7.20]. http://www.nhc.gov.cn/jkj/s5878/202003/8f30acddc9f84132a414233e8937d431.shtml.

第五章

自我关爱与爱心传递

一、"胰"路同行，
抗癌路上你我同行

胰腺癌虽然发生在患者一个人身上，但是与癌症抗争却不仅仅是患者一人的事，而是一场由所有家庭成员，相关医护人员，以及社会共同参与的集体战争。

在胰腺癌治疗过程中，无论采取什么样的治疗措施，最终都会落到患者身上，患者不仅需要承受肉体上的病痛和治疗上的痛苦，还需要有顽强的精神和意志力。而患者的身体素质和心理素质，包括对治疗药物及对痛苦的忍耐力、承受力，对疾病的知识储备和心理接受度、承受力，都直接关乎抗争癌症的胜负。所以从这个层面来说，胰腺癌是一个人的事情。但胰腺癌患者并不是在孤军奋战，在这一"持久战"中，有医护人员、家属的参与，它的成败不仅取决于患者家庭的经济承受能力和亲情力度，还包括医院的医疗体系、制度、软硬件设施，医护人员的职业水准和操守。

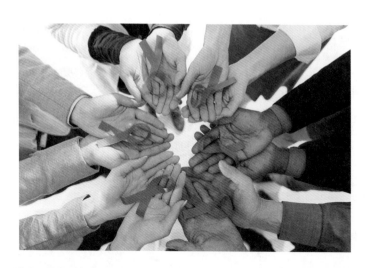

1. 医护人员与患者并肩作战

20 世纪 50 年代以后，各种慢性病成为人类健康的最大威胁。人们逐渐意识到，慢性病的发生和发展是多因素综合影响的结果，除生物学因素外，还与人的生活习惯、行为方式、环境污染等有密切关系。世界卫生组织指出 21 世纪的医学将从"疾病医学"向"健康医学"发展，从针对病源的对抗治疗向整体治疗发展，从重视对病灶的改善向重视人体生态环境的改善发展，从群体治疗向个体治疗发展，从生物治疗向心身综合治疗发展，从强调医生作用向重视患者的自我保健作用发展，在医学服务方面，以疾病为中心向患者为中心发展。

临床上胰腺癌的整个治疗过程中，医护人员均秉承"以患者为中心"的思想，从患者的观点出发，尊重患者的需求、诉求，从诊疗的各个方面为患者提供优质的服务，采用多学科诊疗，充分利用医疗资源。所谓多学科诊疗，就是集合多个科室专家组成工作组，针对某一疾病，通过定期会诊的形式，提出适合患者的最佳治疗方案，继而由相关学科或多学科联合执行该治疗方案。参与的科室除了外科、放疗

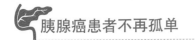
科、肿瘤内科，还有影像科、病理科、腔镜室等。各科室的医护人员共同努力，与患者并肩作战。

而且随着医学的发展，专科化的程度越来越多，科技的使用及病情复杂程度增加，医生必须要在同样的时间内做更多的事情。但是为了帮助患者战胜癌症，医护人员均从我做起，尽自己最大的努力将每件事情做好。

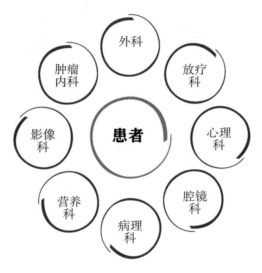

医生们会积极树立正确的治疗理念，不放弃任何一位患者。面对不能采用手术根治术治疗的中晚期患者，他们会认真研究病情，精心制定科学的个体化的治疗方案，尽可能地帮助患者延长生命。定期参加专业培训，学习新的诊疗、护理知识，工作之余锻炼并提高自身技能，以更好地为患者服务。在照顾患者时，足够的细心、踏实，不错过患者的任何关键信息，及时观察到患者的病情变化，争取最佳的抢救机会。除此以外，根据患者的情况给予个体化建议，具体到需不需要做筛查，需不需要做预防保健措施，以及教育患者如何来管理疾病，从心理到身体细化到各个细节，如怎么吃药、饮食注意等。

医护人员会全心全意与胰腺癌患者并肩作战，患者也要全力配合。患者在确诊以后应尽早到正规的医院接受规范化的治疗。主动学习疾病诊治相关的知识，理解癌症的治疗需要较长的时间，不可操之过急，努力调整自身的心理状态。在治疗的过程中，充分信任医护人员，有任何不舒服的情况（如疼痛、化疗后恶心等不良反应）及时向他们反映，不擅自停药或自行服用医嘱外的药物；服从医生的安排，必要的检查一定要做；当病情出现反复时不埋怨或责怪医生，听从医生的建议改变治疗方案。在生活（饮食、起居等）方面，谨遵医护人员的指导和告诫，做好疾病管理。

2. 家属与患者同舟共济

对于一个家庭来说，有成员患上胰腺癌无疑是巨大的打击。但是在面对打击的时候，亲情会给这个家庭带来凝聚力，温暖而有力。家属在胰腺癌患者的治疗过程中，扮演着多种角色，承担着来自多个方面的压力，也发挥着无法替代的作用。

家属是胰腺癌患者的稳心剂。突闻患癌，将要面临死亡的威胁，患者的情绪会出现较大的波动，心理承受力受到挑战，如在治疗时，药物引起身体不良反应、多次治疗没有达到预期的效果、病情恶化，以及担心治疗花费等，很容易使患者出现情绪上的波动，如焦虑、烦躁、恐惧、绝望，这些时候家属的情绪与信念也会影响患者，强有力的精神支持会带给患者积极的心理安慰。

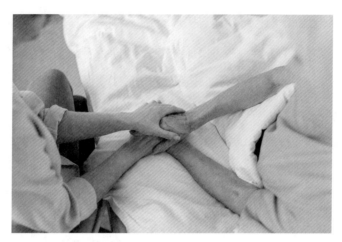

　　家属是胰腺癌患者的坚强后盾。患者住院期间，家属全力协助他们的衣食住行，帮助处理检查、治疗时挂号、缴费等各种细节的事情，以避免患者因此劳累而加重病情。患者在家休养，家属尽心护理他们的生活，并鼓励他们参加康复活动，陪伴他们复查等，以实际行动在患者的背后竖起可以依靠的"高墙"。总之，在患者的整个治疗、康复期间，家属一直陪伴左右，给患者提供帮助，也以此增强了他们的抗癌信心。

　　家属是胰腺癌患者的参谋。患者在诊疗期间，经常需要做出决定，如做哪个检查、选择哪个治疗方案（手术、化疗还是放疗）、是否邀请其他科的医生会诊等。医生会说明各种检查和治疗方法的优缺点和适应证，然后跟患者及家属讨论哪种检查和治疗最适合，但最后均需要患者自己做出决定。而患者能否理智地做出最合理的选择在很大程度上受到家属意见的影响。家属应以患者的疾病恢复为出发点，当好参谋。

3. 患者与患者相互关爱

　　患上胰腺癌后，很多患者会陷入疑惑，这么多的人为什么偏偏是自己患上了癌症，随着治疗的进行，身体上的痛苦、不乐观的治疗效果可能会摧毁他们脑海中建立的美好憧憬，让人觉得就像独处在黑暗之中，不知路在何方。其实，黑暗中并不是孤身一人，还有一盏明亮的灯照亮人心，给人温暖，那就是患者组织。

患者组织顾名思义就是以患者为主体的团体组织。在国外患者组织很常见，不同的疾病（罕见病、癌症等）有不同的患者组织。在癌症患者组织中，患者之间可相互倾诉、相互解忧，分享不同的治疗经验，还可一起参加活动，如结伴学习医学知识，有心理辅导医生参与的患者心理疏导交流会，参加兴趣小组及比赛等，以找到自身的价值，恢复自信，勇敢度过痛苦的日子。调研显示，参与患者组织群体的患者比不参与组织群体的患者五年生存率提高了约 50%。可见患者组织对于癌症患者的身心恢复具有较大的价值和作用。

而且患者组织作为一个社会团体，还能提供癌症患者的真实需求和真实数据调研，为治疗药物的研发和相关政策的制定出一份力，从而最终使患者真正能够买得着、买得起、用得上相关药物。

在中国患者组织还处于起步阶段，只是初步建立了按病种、区域和线上线下相结合的患者组织网络，但是在患者的康复管理中也起到了重要的作用。目前国内的胰腺癌患者组织主要是以微信群的形式存在，群内的患者们会围绕治疗、心理、恢复等方面的问题进行交流。而且其中那些在癌症面前能够保持乐观、内心强大、信念坚定的患者成了其他患者的精神榜样，他们通过给其他患者讲述亲身经历，传递正能量，激发其他患者与病魔做斗争的勇气，树立对生活和治疗的信心等。

4. 社会给患者有力支持

中国抗癌协会康复会会长史安利表示，打造"以患者为中心"

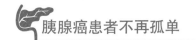

的医疗卫生生态圈，已成为未来发展不可阻挡的趋势。在整个生态圈建设中，希望企业、患者组织和社会各界共同携起手来，在政府主导下，从新药研发、药物审批、药品准入等方面形成多方参与的协同机制，建立多层次的医疗保障体系，让更多更好的药物惠及更多的患者。

为促进胰腺癌多学科规范化和个体化治疗，多名胰腺癌诊治的知名专家学者成立了中国临床肿瘤学会（Chinese Society of Clinical Oncology，CSCO）胰腺癌专家委员会，该委员会开展并更新了《CSCO胰腺癌诊疗指南》、组织学术会议、培养青年医生、患者教育等工作，将胰腺癌的规范化诊治、临床研究和继续教育水平推向新的高度。

在提高肿瘤诊疗水平的同时，也应积极开展患者教育工作，因此CSCO患者教育专家委员会于2019年成立。主任委员朱波教授表示，委员会将遵循CSCO的指导方针政策，与其他专委会密切合作，通过专委会发出的声音，给予患者最专业的疾病知识教育，让患者接受最规范化的治疗，兼顾其身体与心灵，延长生存期的同时提高生活质量。CSCO副理事长秦叔逵教授指出，开展患者教育工作，需要临床医生、科研人员、护士、药师等在百忙的工作之余，花费更多时间和精力，还需要广大媒体、企业、大数据公司等协力合作。患者教育专家委员会将成为连接患者和医生之间的桥梁，促进沟通，使我们在防癌、抗癌的道路上携手同行。

总之，在抗癌路上，患者并不是孤单前行。如上所述，医护工作者、家属、病友及社会各方在患者周围形成了支持网络结构，为保证患者在生存的各个阶段不至于因为患病而丧失基本的生存条件，维持患者最佳的生理及身体健康状态而努力。

二、生命的感悟

　　患癌一场，在死亡线上挣扎，承受了正常人难以感同身受的极大痛苦考验，经历了放疗、化疗的"千锤百炼"之后，心境可能会发生翻天覆地的改变，再去看待事物、生活和人性多会有不一样的视角，也会产生不一样的感悟。下面汇集了一些胰腺癌患者的生命感悟。

1. 正确看待癌症

　　人的一生不会总是艳阳高照，也不可能常常凄风冷雨，既然遇到了癌症，就该学会承受。但是很多人得知患癌后，对此病认知不足，存在许多不正确的心态，如认为患癌不是好事情，对别人藏着掖着。其实人吃五谷杂粮，难免会患各种疾病，即便是医生也不能保证自己不生病，所以从这个角度而言患癌并不是不光彩的事情。此外，患者对医生、医疗技术期待过高、要求医生根治自己的疾病的心态我们能理解，但就目前的医疗水平而言，癌症还不是一个可以彻底根治的疾病，而且如果患者对医生期待过高，医生可能不便或不能轻易告知患者疾病的真实情况，以免治疗结果不好，患者心理崩溃、产生医疗纠纷等问题。如有些癌症晚期的患者觉得没有治疗的必要了，放化疗不仅价格贵，还会产生很多的不良反应，于是拒绝一切治疗。其实晚期癌症难以治愈，但是合理的治疗可以缓解症状，改善生活质量，还可以延长生存时间。而放化疗虽有一定的不良反应，但通过现有的手段可有效地减轻，因此晚期患者积极治疗有很重要的意义。

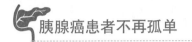

面对癌症，要先正确认识它。2006年世界卫生组织鉴于已有的进展和新的认识，将癌症定义为一种慢性疾病（病理变化缓慢、病程长、短期内不能治愈或终身不能治愈的疾病）。世界卫生组织提出：1/3的癌症完全可以预防；1/3的癌症可以通过早期发现得到根治；1/3的癌症可以运用现有的医疗措施延长生命、减轻痛苦、改善生活质量[1]。

正确认识了癌症，还要用正确的心态来面对它。曾有患者说"癌症并不完全等于生活的敌人，它是我们自己对生命的另一种参与"。作为癌症患者要理解生命有限、生命是一个过程的道理。要接受死亡教育，不要期望医学技术无所不能，医生会尽最大努力，但是生命有限，医疗技术也是有限的。要知道生命是活在当下和每个过程中，死亡是生命的组成部分，没有死也就没有生。

分享北京大学附属肿瘤医院唐丽丽教授的几句话：我们改变不了事实，但可以改变态度；我们不能预知明天，但可以把握今天；我们无福选择疾病，但可以选择心态。

2. 好好爱自己

有些人刚得知自己患胰腺癌以后，没办法真正接受这个事实，还容易心生怨怼，内心充满委屈和愤怒，这都是不爱自己的表现，因为只有爱自己、宽容自己，才能以一种人生无时无刻不圆满的心态去包容和爱自己的一切，并给自己力量。而不爱自己，觉得自己这不好那不够，才要一直向外求，依靠别人的精神施舍。因此要学会爱自己，保持正向心态。

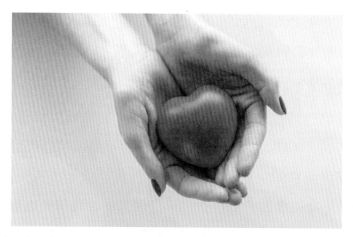

　　而要做到关爱自己，首先要想想患病的原因，除了不可抗拒的因素外，需要怎样来调整自己。如除了不健康的生活方式，工作和生活造成的心理压力是否也是导致患癌的原因，如果是该从这方面来调整自己。再次在治疗期间要不断调整与适应。在得知病情后，我们需要重新安排生活，适应患者的角色。随着病情的变化，需要不断从心理上调整自己，适应新的生活。最后要珍惜拥有的一切。当学会珍惜，会从不同的角度思考不幸的事情，心态会变得平和。

3. 学会与疾病和平相处

　　患了癌症，如果只把自己当作受害者，多彩的生活也会变得只有黑白二色。其实无论是患上何种疾病，都要以正确的心态来看待，且认真对待它，学会与它和平相处。

　　癌症细胞作为机体的一种非正常细胞，其实本质上还是一种细胞，也会有产生、生长、死亡的过程，所以对它不要有太大的恐惧。恐惧的心理只会击溃身体的免疫系统，加速癌症的进展。而以平常心来看待，学会与它和平共处，可能就会收到意想不到的效果。癌症的治疗是一个长期奋战的过程，我们需要明白的是，癌症并不一定要完

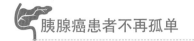
全消除，而是要以学会如何有效地管理它，减轻它带来的压力和痛苦，且学会改变自己对它的反应为目标。

4. 任何时候都不要轻言放弃

在胰腺癌的治疗中，疗程一个接着一个，有段时间觉得已经痊愈了，可在不久又不明原因的出现反复，没有办法预测自己的生活什么时候才能回到正常的轨道。此过程中各种困难使很多人觉得难以再坚持下去，身体变得虚弱，心理上也变得很脆弱，很想中途放弃。而"只需坚持下去，一切皆有希望!"除了规范化医治，自我的内心鼓励也会产生强大的力量。

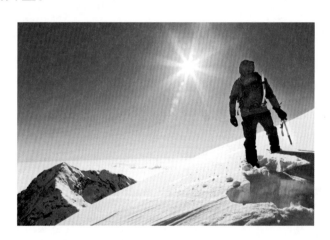

一些癌症患者在经历过后认识到，面对治疗中遇到的问题和挫折，一定要让自己拥有永不放弃的信念。家属朋友再着急，医生再用好药，而自己放弃了，没有信心活下去，那么什么灵丹妙药也将无济于事。这如同溺水的人，不想死的就算是在水里遇到一根稻草都不会放手，而死心不想活的人，无论救生员如何拉他，都会不配合而往下沉。

胰腺癌患者需要以坚持不懈的勇气和决心面对住院等床位、治疗的不良反应、治疗费用等难题。积极的心态能带来无限的力量。坚持治疗不轻易放弃，就会在大脑产生希望和期望等"良好的兴奋"，这种良好的兴奋通过大脑本能的中枢，传输到自律神经的中枢和同激素有关的脑下垂体，以此增强免疫活动，减少异常细胞，促使癌细胞退化。也就是说，强烈地要求生活下去的信念，保持积极的心态，能极大地调动机体各器官机能的积极运转，增强抵抗疾病的能力。

因此战胜癌症需要坚强的毅力，需要与癌症做斗争的拼搏精神。

5. 活在当下，感恩所有

史铁生说过："死是一件不必急于求成的事，死是一个必然会降临的节日。"那么生死既然由不得自己，为什么不在生的时候活得精彩，把每一个今天过好，不为将来过分担忧呢？

"活在当下"，简单的容易理解的四个字，但是很多人活在过去和未来，在每一个当下，内心总会纠结着已经不可追回的过往遗憾，总会焦虑着未曾发生也许永远不会发生的未来。像是被无数互相缠绕的迷网包裹全身，在内心不停地问为什么这样为什么那样，控制不住会不停地自责，不接受发生的一切。所以，活在当下，努力把握现在，如果做到，也许未来会因此而改变。

胰腺癌给患者带来了极大的不确定感和不安全感，使人变得惶恐不安，似乎失去了对未来的控制能力。而其实现实中，有很多实际的问题需要去解决，如选择何种治疗方案，如何做才能获得更加规范的治疗，怎样安排治疗期间的生活和工作等。当学会关注当下，积极去解决现有的问题，自身的恐惧和担忧也就可在一定程度上被分散了。

我们可以告诉自己，伤害会过去的，现在我可以选择少一点焦虑

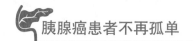

和抑郁，尽量让自己快乐一点，我可以选择接受疾病带来的痛苦并怀揣感恩之心，感激当下的每一天。

只要怀着一颗感恩的心，就会感受到神奇的自我改造的力量。感谢身边关心自己的人便会将感恩化作充满爱意的行动，乐善好施，笑对困难；感恩大自然就会体会到桃红柳绿的艳丽美妙，体会到硕果累累的爽朗喜悦。这样就会让生病的日子同样充满阳光。而在最后，不要忘记有一个人非常值得隆重感谢，那就是我们自己。感谢自己对自己的爱，一直用正向的心态看待人生，在病痛到来时，能够坦然接受，给自己力量；感谢自己面对癌症的坚持、忍耐和不放弃。

参考文献

1. 刘巍. 癌症是一种慢性病 [J]. 癌症康复，2018，1：8-11.